楽しく学べる
味覚生理学
―味覚と食行動のサイエンス―

山本　隆　著

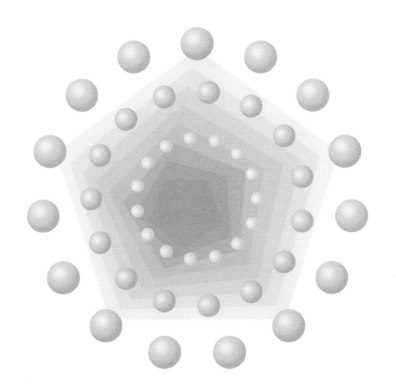

建帛社
KENPAKUSHA

はじめに

　栄養学を学ぶ人，新規の食事メニューや食品開発に関心のある人にとって，食材の栄養素量やエネルギー量の計算，それをもとにしての調理技術の獲得が基本的に重要であることはいうまでもない。しかし，それだけでは不十分であり，食べ物を味わう生体側の生理機能，特においしく味わうための味覚や食行動に伴う体のしくみを知っておくことは，おいしい食べ物を開発し，おいしく調理するうえでも重要である。

　食べ物は口から摂取されるものであるから，本書では，口の基本的な構造や働きとして，歯や咀嚼筋，咀嚼機能，唾液分泌等について学んだあと，おいしく味わうための感覚機能，特に味覚のしくみについて，味の刺激を受け取る味蕾の構造と機能，そして味覚受容体の基本から最新の知見までをわかりやすく解説した。味の情報が神経を通って脳に送られたあとの味の質の分析，おいしさ・まずさの判断，食べ物の好き・嫌いの発現などの脳のしくみについても学び，さらに，味覚と食行動，味覚と健康，味覚の発達と老化などについて，幅広く学習を深める。

　本書は，筆者の勤務する大学での「味覚生理学演習」で実際に講義をしている内容に即してまとめたものであり，各回の講義では，授業内容に沿った文献購読や講義室でできる簡単な実習を行い，より理解を深めるようにしている。本書においても，その内容を盛り込みたかったが，紙面の都合で残念ながらごく一部しか載せることができなかった。

　おいしく味わう体のしくみを理解することの重要性は認識していても，難解な記述では敬遠されてしまう可能性があるため，本書ではできるだけ容易に理解できるように，興味深いトピックスも加え，わかりやすい記述に心がけた。また，単に知識の伝達のための記載ではなく，特別な装置を使わずに，簡便に実習ができる工夫の一端を紹介している。水道設備のない講義室等でも，工夫次第で実習は可能であると思われる。

なお，本書は栄養学分野の人に特化した内容になっているわけではなく，味覚や食行動に関心のある人であれば，他分野の人にとっても必要にして十分な内容にしたつもりである。幅広く活用していただければ望外の喜びである。

　最後に，本書の刊行までいろいろとお世話いただいた株式会社建帛社会長の筑紫恒男氏，原図作成に協力いただいた畿央大学院生　水田晴野さんに深く感謝いたします。

2017年2月

　　　　　　　　　　　　　　　　　　　　　　　　　　　　山　本　　隆

目　次

第1章　食べること，味わうこと　　*1*
1. 食べること ·· *1*
2. 味わうこと ·· *8*

第2章　歯と咀嚼　　*10*
1. 歯と歯根膜 ·· *10*
2. 歯触りのメカニズム ·· *13*
3. 咀嚼筋，舌筋の働き ·· *14*
4. 咀嚼の基本は顎反射 ·· *15*
5. よく噛むことの重要性 ··· *18*

第3章　唾液分泌　　*22*
1. 唾　液　腺 ·· *22*
2. 唾液の分泌 ·· *23*
3. 唾液の性状 ·· *26*
4. 唾液の働き ·· *27*
5. 唾液とう蝕 ·· *28*

【講義室でできる簡単な実習①】　唾液の嚥下回数測定 ·············· *31*

第4章　味の受容　　*32*
1. 基　本　味 ·· *32*
2. 味を受け取る構造 ·· *33*
3. 味覚受容体 ·· *35*
4. 基本味以外の味 ··· *39*

第5章　味覚感受性の測定　　　43

1. 味の感受性 …………………………………………… 43
2. PROP（苦味物質）を用いた味覚感受性測定 ………… 48
3. 性　　　差 …………………………………………… 50
4. 種　　　差 …………………………………………… 51

【講義室でできる簡単な実習②】　閾値の測定 …………… 54

第6章　味を変える物質　　　55

1. 甘味を抑制する物質 ………………………………… 55
2. 塩味を抑制する物質 ………………………………… 59
3. 酸味を甘味に変える物質 …………………………… 60
4. オレンジジュースをまずくする物質 ……………… 63
5. 苦味を抑制する物質 ………………………………… 63
6. その他の味覚修飾物質 ……………………………… 64

第7章　味の相互作用と合成　　　66

1. 味と色の違い ………………………………………… 66
2. 味の相互作用 ………………………………………… 67
3. 味 の 合 成 …………………………………………… 71

【コラム】　プリンにしょうゆで「ウニ」になる!? ……… 77

第8章　だし，うま味，コク　　　79

1. だ　　　し …………………………………………… 79
2. う　ま　味 …………………………………………… 81
3. コ　　　ク …………………………………………… 85

第9章　香辛料　　　　　　　　　　　　　　　　　　　　　　　*91*

1．香辛料とは：効用と刺激のメカニズム ……………………………… *91*
2．代表的な香辛料 ………………………………………………………… *94*
【コラム】　カレーはなぜおいしい？ ………………………………… *98*

第10章　味覚情報の伝達と中枢処理　　　　　　　　　　　　　　*99*

1．脳内味覚伝導路 ………………………………………………………… *99*
2．味覚による反射 ……………………………………………………… *102*
3．味の識別機構の考え方 ……………………………………………… *103*
4．第1次味覚野における情報処理と味質応答局在性 ……………… *106*
5．第1次味覚野および第2次味覚野における情報処理 ………… *108*

第11章　おいしさの感覚要素　　　　　　　　　　　　　　　　*110*

1．おいしく味わうための感覚 ………………………………………… *110*
2．視　　覚 ……………………………………………………………… *111*
3．聴　　覚 ……………………………………………………………… *111*
4．嗅　　覚 ……………………………………………………………… *112*

第12章　おいしさと食行動　　　　　　　　　　　　　　　　　*118*

1．おいしさとは？ ……………………………………………………… *118*
2．体にいいものはおいしい …………………………………………… *119*
3．おいしさの種類 ……………………………………………………… *120*
4．おいしさの成り立ち ………………………………………………… *121*
5．おいしさの脳機序 …………………………………………………… *122*
【コラム】　デザートはなぜ別腹？ ………………………………… *130*

第13章　味覚学習と食べ物の好き嫌い　　　　　　　　　　*132*

1. 味 覚 行 動 …………………………………………… *132*
2. 味覚嗜好学習 ………………………………………… *133*
3. 味覚嫌悪学習 ………………………………………… *134*
4. フレーバー学習 ……………………………………… *136*
5. 食べ物の好き嫌い …………………………………… *139*

【コラム】　苦いものが苦にならないのは大人の証拠？ ……… *143*

第14章　味覚と健康　　　　　　　　　　　　　　　　　　*145*

1. 味 覚 障 害 …………………………………………… *145*
2. 味覚と栄養素摂取 …………………………………… *147*
3. おいしさと健康 ……………………………………… *150*
4. 現代人と軟食 ………………………………………… *152*

【コラム】　早食いはなぜ太る？ …………………………………… *154*

第15章　味覚の発達と老化　　　　　　　　　　　　　　　*155*

1. 出生時の味覚能 ……………………………………… *155*
2. 成長後の味覚発達 …………………………………… *156*
3. 食べ物に対する嗜好性の発現 ……………………… *157*
4. 味覚形成と脳の発達 ………………………………… *160*
5. 味覚の老化 …………………………………………… *162*

■索　　引 ……………………………………………………… *166*

第1章 食べること，味わうこと

1. 食べること

(1) 摂食とは

　健康に生きていくためには，栄養バランスのよい食事をする必要がある。体内を常に一定の環境に保つことは生命維持に必要不可欠であるから，生命活動により消費した物質を体外から補充することが食べるという行動の目的である。すなわち，体が必要とする栄養素やエネルギー源を必要なだけ摂取することが本来の食行動である。成長期は単に活動により消費したものの補給にとどまらず，体の成長・発育に必要な栄養を補給する必要があるが，年齢によらず空腹感（hunger），食欲（appetite）の発現という体の信号により摂食行動は始まり，飽満感（satiation）で停止する。そして，満腹感（satiety）が続く[1]（図1-1）。満腹感には，満足感（fulfillment, satisfaction, happiness）を伴うことも多々あるが，これは消化管からの神経性，ホルモン性の中枢への作用に起因するとの報告もある[2]。このように，必要にして十分な量を補給することが理想

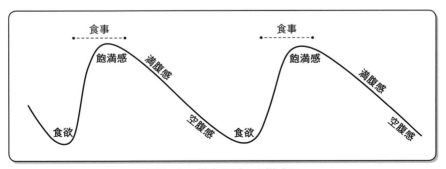

図1-1　摂食リズムの模式図

の食行動である。

　体の中で今どの物質が不足しているのか，食事によってそれぞれの栄養素が補給されたのかといったことの詳細を，我々は実感できない。何かが欠乏してきたからそろそろ補給しなくてはならないという信号があるとすれば，それは空腹感である。空腹感は，何かを食べたいという食欲を生み，その結果，食べ物を探して実際に食べるという行動を生じさせる。食べ続けたあとは，飽満感・満腹感・満足感が生じ，時間とともに徐々に空腹感へと移行していく。満腹感は，必要なものが補充されたという信号とも考えられる。すべての栄養素に対応した個別の満腹感というものはないので，食事はバランスよく，必要量を摂取しなくてはならない。しかし，往々にして，我々は食べすぎて肥満体になったり，食べる量が少なくてやせ細る場合がある。

（2）摂食のコントロール
1）摂食中枢と満腹中枢

　空腹感と食欲は，摂食行動を推進させるアクセルにたとえられ，飽満感と満腹感は，摂食行動を停止させるブレーキの働きに相当する。このアクセルとブレーキの作用に強弱の差が出てバランスが崩れると，食べすぎて太ったり，食事量が足りなくてやせたりする。

　このアクセルとブレーキの働きの中枢は，脳の視床下部に存在する。視床下部は，脳の中央部奥深くに存在し，中指の先ほどの大きさであるが，生きていくうえでいくつもの重要な働きをする。視床下部外側野という部分がこのアクセルの働きをするところで，「摂食中枢」といわれる。また，その内側の視床下部腹内側核という部分がブレーキの働きをするところで，「満腹中枢」といわれる。腹内側核の損傷で，動物は大量にエサを食べるようになり太ってくる。それに対し，外側野の機能不全で，動物は食欲を失ってやせてくるが，それでもなお食べようとしないのは，常に満腹感があるので食欲がわかないものと考えられる[3]（図1-2）。視床下部の室傍核が働かないと過食と肥満が生じることから，室傍核も満腹中枢の1つと考えられている。

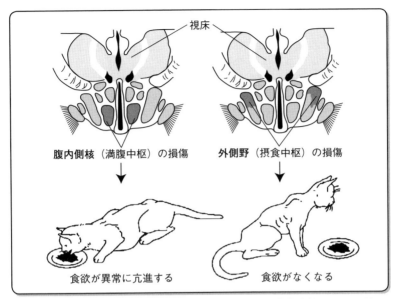

図1-2 視床下部における摂食中枢(外側野)と満腹中枢(腹内側核)
出典)山本 隆:美味の構造. 講談社, 2001. を一部改変

2)糖定常説

食欲をひき起こす空腹感の物質的基盤は,血中グルコース(ブドウ糖)量の減少である。我々の体は常に一定量の血中グルコース量(いわゆる血糖値)を維持する必要がある。そのために,摂食中枢には,血糖値の低下を感受して摂食行動を起こさせるグルコース感受性ニューロンが存在し,満腹中枢には,血糖値が上昇すると興奮して摂食行動を中止させるグルコース受容性ニューロンが存在するのである[3]。

摂食行動が血糖値レベルを一定に保つために生じるという考えは,糖定常説(あるいはエネルギー定常説)とよばれている。

3)摂食調節物質

視床下部では,摂食行動を物質レベルで調節している摂食調節ペプチドとその受容体が,摂食量のコントロールに深く関わっている。摂食調節ペプチド

表1-1　中枢で作用する主な摂食調節ペプチド

作用	摂食調節ペプチド	産生部位
摂食促進作用	ニューロペプチドY（NPY）	弓状核
	アグーチ関連ペプチド（AgRP）	弓状核
	メラニン凝集ホルモン（MCH）	外側野
	オレキシンA，B	外側野
	ダイノルフィン	弓状核
	グレリン	胃
摂食抑制作用	α-メラノコルチン刺激ホルモン（α-MSH）	弓状核
	コカイン・アンフェタミン調節転写産物（CART）	弓状核
	副腎皮質刺激ホルモン放出ホルモン（CRH）	室傍核
	ウロコルチン	室傍核
	レプチン	脂肪細胞
	コレシストキニン（CCK）	十二指腸
	インスリン	膵臓

弓状核，外側野，室傍核は視床下部に存在。

は，摂食量を増加させる「摂食促進ペプチド」と，摂食量を抑制する「摂食抑制ペプチド」に分類できる。

　表1-1に示すように，摂食促進ペプチドとしては，グレリン，アグーチ関連ペプチド（AgRP），ダイノルフィン，メラニン凝集ホルモン（MCH），オレキシン，ニューロペプチドY（NPY）などがある。視床下部弓状核には，末梢からの摂食調節シグナルが直接伝達され，そこから多くの神経線維が視床下部の外側野や室傍核など他の神経核に投射する。AgRP，ダイノルフィン，NPYの脳内産生部位は主に弓状核であり，MCH，オレキシンは外側野で産生される。

　一方，摂食抑制物質としては，弓状核に発現するα-メラノコルチン刺激ホルモン（α-MSH）やコカイン・アンフェタミン調節転写産物（CART）などがある。

(3) 2種類の満腹感

満腹感には2種類ある。

1つは，文字通りお腹いっぱい食べてもう入らないという状態から，次の空腹感まで持続する満ち足りた状態である。ただし，車のガソリンタンクが満タンになってもう入らないといったように，胃が食べ物で満たされたときにだけ満腹感が生じるわけではない。食べるのを停止させるのは，視床下部腹内側核の満腹中枢である。心配事があって食が進まないときや，食事前に甘いものやエネルギーの多いものを食べて満腹中枢が活動状態になっているときは，たとえ胃が満たされていなくても満腹感が生じるのである。

もう1つ別の満腹は，「感覚特異性満腹」(sensory specific satiety) といわれるものである。同じ食べ物（例えば，バナナ）を続けて食べると飽きがきてもう食べたいと思わないが，別の食べ物（例えば，リンゴ）なら食べることができるといったように，一定の刺激が続くとそれに魅力を感じなくなり，摂取欲がなくなる現象である。感覚特異性満腹の判断や評価は，大脳皮質前頭葉の眼窩前頭皮質にあり（第10章参照），その情報が満腹中枢に送られるものと考えられている。

(4) 食の機能と意義
1) 健康に生きるために必要な3つの機能

食の大きな機能として，① 体に必要な栄養素やエネルギー源を摂取する（栄養的な面），② おいしく食べて幸せになる（嗜好性の面），③ 体の健康状態をさらに高める（機能性の面），の3つが挙げられている。

エネルギーのもととなる糖や油脂，タンパク質の構成要素の1つであるグルタミン酸，ミネラルの代表としての塩化ナトリウムなどは好ましい味を呈し，欠乏すればするほどよりおいしくなる。このことからもわかるように，原則的に，体にいいものはおいしく，我々はそのようなおいしいものを積極的に取り込もうとする生理機能を有している。これは学習によるものではなく，生得的なものである。おいしさは，体が消耗した物質を補充するまで摂食し続けるた

めの原動力ともいえる。

　いずれの食物も多様な物質から構成されていて，そのような物質の中には体の生理機能をより向上させたり，低下している生理機能を改善させたりする働きをもつものがある。例えば，アボカドには利尿作用，便秘改善効果などのほかに，高血圧，動脈硬化，脳梗塞，心筋梗塞，がんなどの予防効果があるとされる。食物には種々の生理活性物質が多かれ少なかれ含まれているので，それをマスコミ等が取り上げると，直ちにスーパーマーケットからその食物が品切れの状態になってしまう。一時的な衝動買いではなく，持続的な適度の摂取による効果発現であることはいうまでもない。

2）4つ目の機能とは

　以上述べた3つの機能は，いずれも健康に生きるために必要な食の働きである。しかし，食べることは単に肉体的に生き延びるためだけのものではない。食の成り立ちは，大いに集団生活と関わっていると考えられる。

　その昔，男女の役割が明確で，肉体的により強い男性は獲物を漁り，捕獲に精力を尽くした。女性は子どもや年寄りの世話をし，家を守っていた。そして，夕方になり，男たちが獲物を抱えて帰ってくれば，女性はそれを調理し，皆で揃って食事をした。単に外敵から身を守るために寄り添って生活をし，食事をしたわけではない。1日の無事と今日も食にありつけたことに感謝しつつ，その日にどんなことがあったのか，次の日はどんな行動をしようか，日常的な出来事から，将来のよりよい生活のための方策なども食事の機会に話し合ったのではないだろうか。ヒトが，他の動物と最も異なるのは，言葉を話すということである。

　このようなことから，食の4番目の機能として，「ともに楽しく食べて意思の疎通を図る」ということが挙げられる。一番リラックスしてコミュニケーションをとることができるのが，食卓を囲んだ場面である。

　一昔前の日本の家庭では，食卓を囲みながら食事マナー，食文化など，いろいろな教えが自然に子どもたちに受け継がれていったものである。幕末の福井で清貧の生涯を送った歌人，橘曙覧(たちばなあけみ)の連作短歌「独楽吟」は，すべて「たの

しみは」で始まることで知られている。この中に，「たのしみは　妻子むつまじく　うちつどひ　頭（かしら）ならべて　物をくふ時（め）」という家族が一緒に食卓を囲むことの喜びを表している一首がある。「食育」の基本は，子どもの頃からの家族揃っての笑顔のある楽しい食卓にあることを再認識する必要があろう。

（5）口から食べることの重要性

　以上述べた食の4つの機能のうち，「おいしく食べて幸せになる」という効果は，口から食べたときのみに発現するものである。第12章で詳しく述べるが，このとき脳内には，β-エンドルフィン，アナンダマイドなどの多幸感をもたらし，ゆったりした気分にさせる物質が出てくる。さらに，ドーパミンという快感に関わり，前向きの気分にさせる物質，そして，オレキシンという覚醒作用をひき起こし，食を活発に促進させる物質などが連鎖的に出てくる。すなわち，食べているときは，ストレスのない穏やかな気分であり，いきいきと頭は冴え，いろいろなアイデアが浮かぶといった知的興奮状態になっている。

　食事の栄養やエネルギーを考えることは，栄養士・管理栄養士にとって必要ではあるが，それで十分ではない。その人にとって適切な食べ物を口からおいしく食べることができてこそ，必要にして十分な食といえよう。必要な処置かもしれないが，胃瘻（いろう）のように口を経由せずに外部からの栄養液の補充では食の楽しみは当然期待できない。逆に，体調が悪くなり食べられなくなった人が，点滴などに頼らず努力して口から食べる訓練をした場合は，体調の改善が非常に早いこともよく知られている[4]。

　このような観点から，お年寄りにいつまでも口から食べることのできる工夫や，食べる楽しみ，自分の好きなものをおいしく食べる喜びを味わってもらう試みがなされている。食べることは人生最大の楽しみであるから，大阪のあるホスピスでは，死期が迫る患者さんに，その人が最も好きであった食べ物，最も思い出深い食べ物を聞いて，その人のイメージ通りの食べ物を，心をこめ，材料を吟味しつつ，つくって食べてもらい，喜んでもらっているということである。

2. 味わうこと

　成長・発育，運動などの生命活動に必要な栄養素やエネルギー源は，外界から常に補充する必要がある。味覚の働きは，化学的成分の呈する感覚情報を手がかりにして，体に必要なものと体に有害なものを選別することにある。

　もう少し具体的に味覚の働きを考えてみよう。砂糖をなめると，甘くておいしく，にこやかな表情になる。濃すぎるコーヒーは，含まれるカフェインのため苦くてまずく，思わず顔をしかめる。このように味覚には，味の質的認知と，快・不快の感情的判断，そして無意識の反射的行動の3つの機能がある。

(1) 生体反応（反射的）

　延髄や視床下部を中枢として，刺激に対して無意識のうちに生じる生得的な行動を反射という。味刺激に対する代表的な反射には，顔面表情の変化，唾液・胃液・膵液を中心とする消化液の分泌，胃や腸の運動がある。甘味刺激は膵臓からの血糖値低下ホルモンであるインスリンを分泌させる，酸味刺激はアルカリ性の唾液を大量に分泌して中和させる，甘味やうま味など体に必要な栄養素の味は消化管を積極的に働かせて消化・吸収を促進させるといったように，長い進化の過程で獲得した合目的な行動とみなすことができる（第10章も参照）。

(2) 食行動調節（快・不快の情動性）

　栄養物の選択は，その物質を口にしたときに快感を呈する（おいしい）か，不快感を呈する（まずい）かという単純な基準に基づく。おいしいもの（エネルギー源など）は体にいいもの，まずいもの（腐ったもの，毒物など）は体によくないものという一大原則があるので，この原則に従って摂取すべきか否かを判断すればいいのである。バクテリアやアメーバなどの下等な生き物であっても，すでに化学物質に対して，このような接近あるいは忌避の行動を示すことから，味覚は嗅覚とともに原始感覚ともいわれる。

(3) 味の質や強さの認知（識別性）

　我々は，甘いとか塩からいとかの味の質を認知することができる。しかし，外界には，砂糖や塩といった単純で明確な味を呈する物質だけが存在するのではない。むしろ，多くの食べ物は，複雑な成分から構成されていて，味の質や快・不快が瞬時には判断できない場合が多い。したがって，最初に経験するときは，その安全性を確かめるために，警戒しながら慎重に試食をしてみる必要がある。

　この行動は「新奇恐怖」（neophobia）とよばれ，すべての雑食性の動物が示す行動である。安全かどうかは，試食した後の体調の変化や気分の変化で判断する。つまり，味の質の認知は，その物質の安全性と結び付けて学習し，記憶にとどめ，以後の摂取に役立たせようとするために必要なのである。味を基準にして，食べられる物，食べられない物のリストをつくっておくのである。そうすれば，以後同じ食べ物に遭遇したときに，速やかに判断できる。その結果，食べ物に対する嗜好が生まれ，偏食や好き嫌いが生じることもある。

引用文献
1) 畝山寿之：うま味物質の健康価値．化学と生物，2015；**53**；432-440.
2) Berthoud HR: Vagal and hormonal gut-brain communication: from satiation to satisfaction. *Neurogastroenterol Motil*, 2008; **20**; 64-72.
3) 大村　裕，坂田利家：脳と食欲．共立出版，1996.
4) 瀧田正亮，塚口　雅：口腔癌患者のケアにおける口腔感覚・摂食機能の意義―食べる喜びと人生について―．日本味と匂誌，2003；**10**；229-234.

第2章 歯と咀嚼

　咀嚼とは，口腔内に取り込まれた食物，特に固形の食物を，上下の歯や舌を使って，飲み込みやすい形状にすることである。すなわち，前歯で固形物を咬み取り（切断，咬断），上下の臼歯ですりつぶし（臼磨），嚥下しやすい大きさにするという物理的な作用である。消化・吸収のための補助手段ともいえる。ただし，単に細かくするだけでは飲み込むことはできない。唾液の働きで食塊を形成する必要がある。

　一方，物理的に砕かれ，すりつぶされた食物の成分は唾液に溶解し，分子やイオンとして味細胞を刺激し，味覚を生じる。咀嚼はおいしく味わうためにも重要である。歯根膜や口腔粘膜の触や圧の感覚受容器が刺激されると，噛みごたえ，舌触りなどのテクスチャーと称される感覚が生じる。

　本章では，おいしく味わうために必要な歯，歯周組織，顎の動きなどの基本を解説する。

1．歯と歯根膜

　ヒトは小児期に乳歯をもち，続いて乳歯と交代する形で永久歯が生えてくる（図2-1）。乳歯は，生後6か月頃から下顎の中切歯から生えはじめ，上下左右あわせて8本の切歯，4本の犬歯，8本の大臼歯の合計20本が生後2年には生えそろう。永久歯は，生後約6年で乳歯の大臼歯の後ろに第1大臼歯が，また，下顎の切歯が乳歯と入れ替わりに生えはじめ，8本の切歯，4本の犬歯，8本の小臼歯，8本の大臼歯，合計28本が生後11〜12年で生えそろう。第3大臼歯は「親知らず」とか「智歯」ともいわれ，生後17〜20年と遅く生えてくるので，合計が32本となるが，個人差が大きく，正常な向きに生えてこない人や，そもそも生えてこない人もいる。

1. 歯と歯根膜　*11*

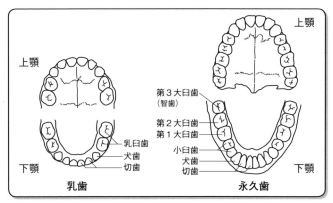

図2-1　乳歯と永久歯の歯列弓

(1) 歯の構造

　歯は、エナメル質、象牙質、セメント質から成り（図2-2）、よく石灰化しているため硬い構造となっているが、特にエナメル質は人体の組織の中でも最も硬い。歯の石灰化とは、ハイドロキシアパタイトとよばれるカルシウムとリンの結晶$Ca_{10}(PO_4)_6(OH)_2$のことである。う蝕などで結晶に欠損が生じても自然治癒はみられないので、歯の健康管理は大切である。

　歯は上顎骨、下顎骨の突起である歯槽骨の中に植立されている。口の中に見える部分は白色で歯冠部とよばれ、その下に続く歯根部は、歯槽骨の中に入っているので外からは見えない。歯冠部の表層はエナメル質で、その内側は象牙

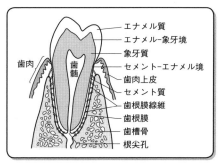

図2-2　歯と歯周組織の断面図

質といい,そのさらに内側の歯髄を囲んでいる。歯根部の表面はセメント質という石灰化の比較的弱い組織におおわれている。

(2) 歯根膜の役割

歯の植立のためには,セメント質と歯槽骨が接することになるが,両者は密着しているのではなく,0.1～0.3mmの狭い間隙で隔てられている。この間隙の構造物を総称して,歯根膜とよぶ。歯根膜には,強靱で弾性のあるコラーゲン線維,豊富な血管網,粗な結合組織,神経線維とその終末部などが存在する。このコラーゲン線維が,歯(セメント質)と骨の中に入り込んで,歯が抜けないように両者をしっかり結びつけているのである。

歯は外圧に対して歯根膜の厚さの範囲内で動揺する。歯槽骨と歯が直接結合していると,物を噛んだとき歯に加わる力がすべてそのまま骨に伝わってしまうが,歯根膜はそれを防ぐショックアブソーバー(shock absorber)である。このような歯に加わる力の緩圧機構は,コラーゲン線維の牽引,圧縮作用のほかに,血管中の血液もクッションの働きをしている。一方で,このような動揺があるため,食事中に食べ物の一部が歯と歯の間に挟まり込む原因にもなる。

(3) 噛み合わせ

歯や顎を動かす筋肉が正常であれば,上下の歯でしっかり噛み合わせができ,よく咀嚼できるはずである。問題は,う蝕などの治療で歯科医院にて補綴物を装着する場合である。欠損部に詰めたものの形状が正しくなかったり,高さが高すぎたりすると,上下の歯の噛み合わせが悪くなり,よく噛めないばかりか,歯に痛みを感じたり,顎関節に障害を及ぼすことにもなる。

歯の治療に際して,噛み合わせに関しては納得いくまで調整してもらわなければならない。違和感があってもしばらくすると慣れてくるが,その影響はいずれどこかに現れてくる。口を開閉すると顎の関節が痛い,音がする,口が開きにくいなど,いわゆる顎関節症の症状のある人は,まず歯の噛み合わせの状態を歯科医にチェックしてもらう必要がある。

2. 歯触りのメカニズム

(1) 歯根膜による触・圧情報の感知

　歯に触れたときの感覚（歯触り）は，歯の表面で感じているのではない。エナメル質には感覚神経は入り込んでいない。歯が受ける圧力はそのまま歯根膜に伝えられ，歯根膜支配の神経を活動させるのである。

　歯根膜には三叉神経に属する感覚神経の終末が豊富に存在し，触・圧感覚に非常に敏感である。0.002 mmの変位が生じるくらいのわずかな圧で感覚が生じる。また，上下歯間に挟んだ物体は，0.008～0.01 mmの厚さ（毛髪の約1/15）があれば感知できる。歯根膜に炎症が及ぶような病的な状態になると，外圧に対してよりいっそう敏感になり，歯が浮いた感じがすることもある。歯科医が診察中にピンセットで歯を軽くたたくことがあるが，それは歯根膜炎の有無を確かめているのである。

(2) 触・圧情報の脳への伝達

　歯根膜の触・圧情報を脳に伝える神経の活動様式は複雑である。歯に加わる力の方向によって応答の大きさが異なり，ある特定の方向への刺激に特異的に応じるものや，持続的な圧刺激について持続的に情報を送り続けるもの，刺激開始時にのみ一過性に興奮するもの，力の加わる速度に依存した応答を示すものなど，多様な応答特性を示す神経線維が存在する。したがって，食物咀嚼時には，上下歯間で嚙み締めるごとに歯根膜からの複雑な神経情報が中枢神経に送り込まれ，どの歯のどの部位でどのような速度で嚙んでいるのか，食物の性状，硬さはどうか，といった判断が，瞬時に，しかも無意識のうちになされ，食物にあった適正な顎運動パターン，リズム，咀嚼力の形成に役立っているのである。

　これは脳幹部を中枢とする反射作用が基本となっている。しかし，その円滑な機能遂行のためには，幼児期からの多様な食生活の中で，自然に獲得する運動学習も必要であり，大脳や小脳を含んだ高次の神経回路の形成があってはじ

めてでき上がるものである。幼児期にこのような訓練が不十分な場合は、大きくなってもうまく噛めないということも起こりうる。

3. 咀嚼筋，舌筋の働き

食べ物をおいしく味わうためには、食物の性状に応じて口を上手に動かさなければならない。口の動きとは、頭蓋骨の一部である上顎に対して、顎の関節（顎関節）を支点として下顎をリズミカルに上下させることである。同時に、口の中での舌の動きも重要である。下顎を動かす筋（咀嚼筋，三叉神経支配）や舌を動かす筋（舌筋，舌下神経支配）がうまく協調して働く必要がある。顔面筋

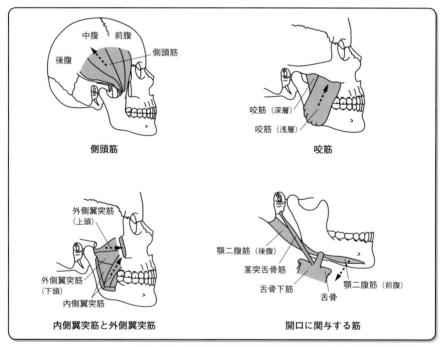

図2-3 咀嚼筋の種類と作用方向
側頭筋、咬筋、内側翼突筋は下顎を引き上げ口を閉じる方向に働く。外側翼突筋は下顎を前進させたり口を開く方向に働く。顎二腹筋などの筋群は口を開く方向に働く。

（顔面神経支配）は表情筋ともいわれ，顔面表情の形成を行うが，咀嚼中は口唇をしっかり閉じて食物を口の中にとどめるという重要な役割がある。

　咀嚼筋には，口を開ける筋（開口筋）と閉じる筋（閉口筋）がある（図2-3）。咀嚼中は，開口筋と閉口筋が拮抗的にリズミカルに収縮する。開口とは，下顎が下に引っ張られることであり，顎二腹筋などの働きによる。閉口とは，下顎が上に引き上げられることであり，側頭筋，咬筋，内側翼突筋の働きによる。その他，下顎を前に突き出す筋として外側翼突筋がある。これらの筋の巧妙な働きで，我々は顎を自由に思うように動かすことができる。

　舌は舌筋とよばれる横紋筋の塊で，食事中はもとより，発音や会話でも重要な働きを演じる。舌筋は内舌筋と外舌筋から成る。内舌筋は舌の中で縦や横に走る筋で，舌を平たくしたり，丸めたり，その形を変形させる。外舌筋は，頭蓋骨の一部から発して舌の中に終わっている筋で，舌を引っ込めたり，口の外に突き出すような運動をさせる働きがある。

4．咀嚼の基本は顎反射

　食べることは生命維持のために必須の行動である。食べるための基本的な脳神経機構は生まれつき備わった反射回路である。例えば，新生児の口の周りを指で触れると指の方向に顔を向け（乳さがし反射），指を口唇の間に入れるとはさみ込んで吸引しようとする（吸引反射）。

　歯が生えそろったあと，固形物を咀嚼して飲み込むまでの一連の運動も反射によって調節されている。これを顎反射という。顎反射には，下顎張反射（筋伸展反射），脱負荷反射（力を抜く反射），歯根膜閉口筋反射（硬いものほど強く噛む反射），閉口反射（飲み込むとき口を閉じる反射），開口反射（防御反射）などがある。我々は，無意識でも上手に歩けるように，このような種々の反射のおかげでテレビを観ながらでも，人とのおしゃべりに夢中になりながらも，考え事をしながらでも，食べ物の性状に応じて上手に食べることができる。

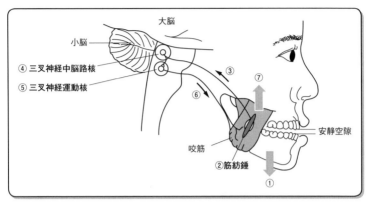

図2-4　下顎張反射により安静空隙ができる神経機構
①下顎の重さで口が少し開くと，②閉口筋（この図では咬筋）が伸ばされ，中の筋紡錘も伸展し，神経にインパルスが発生する。③インパルスは求心性神経を通って，④三叉神経中脳路核に運ばれる。さらに⑤単シナプス性に運動核に運ばれ，⑥遠心性神経を通って，⑦伸ばされた筋を収縮させる。①と⑦のバランスのとれた状態が安静位で，その際生じる上下歯の間隔を安静空隙という。

1）下顎張反射

　坐位や立位で安静にしているとき，上下の歯の間に1～3mmの安静空隙とよばれる隙間ができているはずである。下顎の重さ（開口方向）と閉口筋の張力（閉口方向）のバランスがとれたところで，この安静空隙ができる。図2-4に示すように，下顎骨がその重さで下垂すると，口が開くため，閉口筋が伸ばされ，筋内の筋紡錘（筋の伸張度をモニターする受容器）からの情報が脳に送られる。その情報は直ちに閉口筋を収縮させ，下顎骨を引き上げようとする。このような「下顎張反射」とよばれる反射によって，上下方向のバランスがとれたところで安静空隙が生じる。

2）脱負荷反射

　せんべいは丈夫な歯でパリパリ食べる「歯ごたえ」においしさの本質がある。食べ物を噛むとき上下の歯の間に加わる力を咀嚼力というが，堅いせんべいを咬断するときの力は相当なもので，これがパリッと割れたとき，瞬時に咀

嚼力を緩めないとすごい力で上と下の歯がぶつかり合って歯をいためてしまう。しかしそこで,「脱負荷反射」という脳幹部に中枢をもつ反射機構が働いて,せんべいが割れると同時に閉口筋の収縮力は瞬時に減弱し,歯のぶつかり合いが避けられるのである。この際,関与するのは歯根膜からの感覚情報と,閉口筋中の筋紡錘からの情報である。

3）歯根膜閉口筋反射

リンゴや洋ナシなどは,見なくても,一口噛めばその噛み心地で瞬時に区別がつく（口にしたときの味の違いはあるが）。サクッとあっさりしたリンゴの感触（テクスチャー）と違って,洋ナシはねっとりとまとわりつくような独特の感触である。この違いは,食物判定・評価の重要な因子であることを示している。このテクスチャーの違いは,口腔粘膜の感覚と先に述べた歯根膜からの感覚情報に基づくものである。

また,硬いものから軟らかいものまで食べ物にはいろいろあるが,その硬さに応じた咀嚼力を発揮するには歯根膜からの感覚が重要である。羊かんを噛むときとするめを噛むときでは,咀嚼力に大きな差がある。硬いものを噛むとき,歯にぐっと力を加えると歯根膜が強く刺激され,そこからの感覚情報が脳に入り,反射的に閉口筋の収縮を促進させる。これは「歯根膜閉口筋反射」とよばれるもので,歯根膜に強い力が加わるほど強く噛み締めるという反射であり,硬ければ硬い食物ほど強い力を出すという作用である。

4）開口反射と閉口反射

痛みを感じると咀嚼力は減弱し,むしろ口を開ける反射が生じる。ご飯の中に砂粒が入っていて知らずにそれを噛んだときや,魚の小骨が歯肉に刺さったときなどは咀嚼運動は停止し,思わず口を開ける。これは「開口反射」とよばれる一種の防御反射である。

そしていよいよ飲み込むとき,食べ物が咽頭,喉頭部を通って食道に入る際の気道閉鎖を伴う複雑な筋の動きは「嚥下反射」により無意識に生じる。このとき口も無意識に閉じるが,この反射のことを「閉口反射」とよんでいる。

5．よく噛むことの重要性

　おいしく味わって食べるためには，しっかりよく噛むこと，噛めることが基本条件である。よく噛むということは，ゆっくり，一噛み一噛みを確かめるように噛むということなので，食事はせかせかせず，ゆったりと落ち着いて食べる雰囲気である必要がある。我々が咀嚼をするのは，食物を粉砕し，臼磨し，嚥下しやすい形にするためであるが，実は，噛むという行為そのものに快感があるのである。いくらおいしい味つけであっても，噛む必要のない流動食のみで食事をすることは耐えられない。逆に，味のなくなったチューインガムをいつまでも噛んでいられるのは，その行為そのものに快感が潜んでいるからに他ならない。

（1）適切な咀嚼回数

　噛む回数は，食べ物によって物性が異なるので一律にはいえないが，一口につき20〜30回がよいとされている。筆者らの実験では，奥歯で20回ほど噛み締め，すりつぶすことにより，ちょうどそのすぐ横に位置する舌の葉状乳頭の溝の中に味の成分が十分に押し込まれ，溝に面して配列する味蕾をよく刺激できることを示唆した（図2-5）。

1）唾液の分泌と食塊の形成

　味覚の作用とともに，噛むことにより口の中を移動する食物の粘膜への触刺激や歯根膜の刺激により，唾液がたくさん分泌される。実際の食事場面では，いちいち噛む回数を数えながら食べることはできないため，何らかの目安が必要になる。ご飯なら，その主成分であるでんぷんが，唾液中のでんぷん分解酵素（アミラーゼ）の働きでマルトース（麦芽糖）に分解されて，ほのかな甘味が出るのが20〜30回噛んだ頃になる。

　噛み砕かれ，すりつぶされた食べ物は，唾液と混じり合って「食塊」とよばれる塊（かたまり）ができる。唾液中のムチンという粘性物質により食塊はねばねばして，のどをつるりと滑り落ちていくのであるが，このような飲み込みやすい食

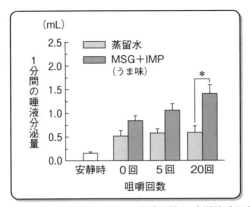

図2-5　唾液分泌量からみた咀嚼回数と味覚強度の関係
蒸留水あるいはうま味溶液（0.1M MSG＋0.01M IMP）を1mLしみ込ませたロール綿を別々に口に入れ，奥歯で指定の回数噛み，刺激開始から1分間に分泌される全唾液量を測定した。安静時は刺激なし，0回は綿を噛まずに口に入れておくだけ。20回咀嚼で，味覚効果が有意に増大し，反射性唾液分泌量の増加として反映したものと考えられる。

塊ができるには，20〜30回噛む必要がある。

2）濃い味嗜好の防止

　よく噛むことのさらなる効果は，食べ物が口の中を広がり，滞留時間も長くなるので，その間に味の微妙な評価が可能になることである。すぐに飲み込む人は，十分な味覚効果が出るまでに飲み込んでしまうので，口に入れたらすぐに感じるように，味つけの濃い食べ物を好む傾向にある。よく噛むことを前提にした食事は，薄味でよく，不必要に濃い味つけを避けることができる。

3）肥満や食べすぎの防止

　よく噛むことにより食べ物はゆっくり消化管に送られるので，急激な血糖値の上昇を防ぎ，そのためインスリンの分泌もおだやかになり，組織細胞へのグルコース（ブドウ糖）の取り込みも抑えられる。つまり，よく噛むことは「肥満を防ぐ」ことに結びつく。

　また，しっかり噛むと，歯根膜と咀嚼筋からの情報が感覚神経を通って，脳の三叉神経中脳路核（図2-4）に送り込まれ，そこからさらに直接あるいは間接的にヒスタミン神経の細胞体のある視床下部の結節乳頭核に情報が流れ，ヒ

スタミン神経を活動させる。ヒスタミン神経の一部は満腹中枢を活動させるから、満腹感を生じさせる[1]。つまり、よく噛むことは「食べすぎを防ぐ」ということになるのである。

（２）咀嚼回数の減少
１）咀嚼能率の低下

以上のように噛むことはとても重要であるが、最近、上手に噛めない子どもが増えているといわれている。筆者の担当する生理学の実習では、咬合力の測定と咀嚼能率の測定を行っている。咬合力測定では、上の歯と下の歯で思いっきり噛み合わせたときにどれくらいの力が出るかを測る。咀嚼能率測定では、2gの生米を30回噛んでどれくらい小さい粒に砕かれたか、つまり、どれくらい上手に噛んで粉々にできたかを測定する。一般的には両測定値は比例していて、強く噛み締めのできる人はよく噛める人だとされている。しかし、咬合力は平均値以上あるのに、ひどく悪い咀嚼能率の値を出す学生が散見される。多くの場合、歯の数もきちんと揃っていて、噛み合わせの状態も問題はない。このことは、強い力を出せる筋肉をもっていることと、それを上手に使うこととは別問題だということを示している。

実は、我々が噛めるようになるためには、練習が必要なのである。お母さんのお乳を飲んでいた赤ちゃんが離乳食に切り替わるとき、それまでとは異なる筋肉を使う。その筋を働かせる脳の働きも変わる必要がある。この切り替えは自然にいつの間にか起こるのではない。噛むことを会得するのは、練習の結果身につく学習効果なのである。離乳期をうまく乗り越えられないと、噛めない子になってしまう危険性がある[2]。

２）食事の変化

1回の食事につき、現代人の咀嚼回数は弥生時代の約1/6、戦前の和食の1/2以下であるという報告がある[3]。弥生時代、卑弥呼も食べたであろうと思われる代表的な古代食のメニューは、アユの塩焼き、ゆでたハマグリ、長イモの煮物、カワハギの干物、干しコマイ（タラ科の硬骨魚）、もち米の玄米を蒸し

たご飯である。ご飯はおこわのように硬く，魚も木をかじっているように硬いため，顎がだるくなるほど噛む必要がある。時代とともに調理技術の進歩とあいまって軟らかい料理となり，咀嚼回数が減少していったのである。軟食嗜好の結果，魚の干物や繊維の多いニンジンやゴボウなど硬い食物を嫌うことにより，栄養のアンバランス，顎骨の発育不足による歯列不正，不正咬合が生じる可能性もある。脳機能にも悪影響を及ぼすと指摘する人もいる。

よく噛んで食べることの重要性を我々はもっと真剣に考えるべきであろう。

引用文献
1) 坂田利家：よく噛み，健やかに生きる．日本味と匂誌，2003；10；223-228.
2) 向井美恵：食べ方の発達．外来小児科，2008；11；156-162.
3) 齋藤　滋／文部省特定研究「咀嚼システムの基礎的研究」総括班編：咀嚼とメカノサイトロジー．咀嚼システム入門．風人社，1987.

第3章 唾液分泌

1. 唾液腺

　唾液は唾液腺で生産され，口腔内に分泌される。唾液腺は，大唾液腺（耳下腺，顎下腺，舌下腺）と小唾液腺に分類される。

1）大唾液腺

　耳下腺は耳介の下前方にあり，柔軟性に富んでいるので皮膚表面を触れてもその存在はわかりにくい。耳下腺唾液は，導管を通って上顎第二大臼歯に対応する頰粘膜に開口する（図3-1）。歯科医が治療中に上の奥歯と頰の間にロール状の綿を挟むのは，耳下腺からの唾液を綿に吸い取り，口腔内への唾液の貯留を防ぐためである。顎下腺とそれに隣接する舌下腺は左右の下顎骨の間にあり，その導管は口腔前方の舌下部（舌下小丘）に開口する（図3-1）。

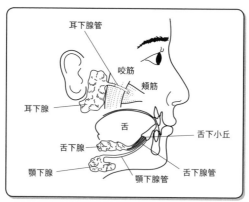

図3-1　大唾液腺と導管の走行
耳下腺からの導管は咬筋と頰筋を貫いて口腔内に至る。舌下腺からの導管は複数の細い管から成る。

唾液をつくる腺細胞には，水分に富むさらさらの唾液をつくる漿液細胞とムチンという物質を含むため粘性に富む唾液をつくる粘液細胞がある。耳下腺の腺細胞は漿液細胞から成るが，顎下腺は両細胞を含む混合腺で，粘液細胞より漿液細胞が多い。舌下腺も混合腺であるが，漿液細胞より粘液細胞が多い。

2）小唾液腺

小唾液腺は口腔粘膜の各部に散在していて，口唇腺，頬腺，口蓋腺，舌腺などがある。小唾液腺は混合腺であるが，舌の葉状乳頭，有郭乳頭の溝の底に存在するエブネル腺は漿液細胞から成り，食事中，溝に入り込む物質を洗い出すのが主な働きである（第4章参照）。

2．唾液の分泌

ヒトの唾液分泌量は1日平均1,000～1,500 mLである。各大唾液腺の分泌量を比べると，顎下腺から約65％，耳下腺から約30％，舌下腺から約5％である。

(1) 安静時唾液

安静時の唾液分泌量は，年齢により，個人により，時間により，季節により異なるが，1分間に約0.5 mLとされている。単純計算では1日平均720 mLにもなる。

(2) 刺激唾液（反射唾液）

安静時唾液以外は，主として飲食の際に味覚，触覚，温熱，痛覚などの食物の化学的・物理的刺激や噛み合わせによる歯根膜の刺激，舌の動きによる刺激などによって反射的に分泌されるもので，刺激唾液（または反射唾液）といわれる。感覚刺激の中では，痛みの刺激で最も多量の唾液が分泌される。

1）条件反射

梅干しやレモンを見たり，連想したりしただけで，唾液が分泌される。お昼の授業終了時のチャイムで，唾液分泌が生じる人もいる。その理由は，このよ

うな唾液分泌が生じる場面の経験を重ねると，脳内で反射回路が形成され，実際の刺激がなくても反応が生じるようになる現象で，条件反射という。条件反射によって生じる唾液分泌を条件反射性唾液分泌という。

ロシアの生理学者イワン・パブロフは，1900年頃，イヌにベルの音を聞かせたあとで食事を与える操作を繰り返すと，ベルの音だけで唾液を出すようになることを科学的に示した。ベルの音を条件刺激（conditioned stimulus; CS），食事を無条件刺激（unconditioned stimulus; US），唾液分泌を条件反応（conditioned response; CR）といい，本来CRはUSで反射的に生じるが，CSでも生じるようになる現象に条件反射と名づけた。

2）味覚-唾液反射

味の刺激により唾液が分泌される反射を「味覚-唾液反射」といい，味質によらず味覚情報量に比例して唾液分泌が生じる[1]。図3-2は，ヒトの味刺激

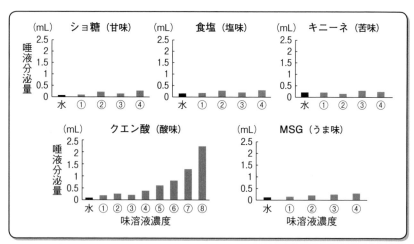

図3-2　1 mLの味溶液を口に入れた後1分間に分泌される耳下腺唾液分泌量
　　　　（大学生4人の平均値）
ショ糖，食塩，キニーネ，MSG（グルタミン酸ナトリウム）について，①，②，③，④の濃度はそれぞれ，0.03 M，0.1 M，0.3 M，1 M。クエン酸については，①，②，③，④，⑤，⑥，⑦，⑧はそれぞれ，0.0003 M，0.001 M，0.003 M，0.01 M，0.03 M，0.1 M，0.3 M，1 M。

時の1分間の耳下腺唾液分泌量を示した筆者らの実験結果である。グラフからわかるように，5基本味（第4章参照）のどの味についても同じような唾液分泌量が得られるが，高濃度になるに従って酸味が最も顕著に唾液分泌を増大させる。これは，ある濃度以上になると酸は，痛覚受容体を刺激するようになるからであり，そのためにより多くの唾液が分泌されるのである。濃い酸味による唾液は，おいしく味わいながら食べるときに出る唾液とは異なり，アルカリ性の唾液が大量に分泌され，強い酸を中和するように働く。

唾液腺の機能低下により唾液分泌量が減少し，口腔乾燥症（ドライマウス）を示す人がいる。生理的に唾液腺機能が衰える高齢者に多い。このような人にとって，酸味は刺激が強すぎて痛みになるので，薄い濃度の味溶液を使わざるを得ないが，その際，刺激持続時間の長いうま味の刺激（グルタミン酸ナトリウムなど）が，結果的に酸刺激より多くの唾液を分泌させる（図3-3）。このた

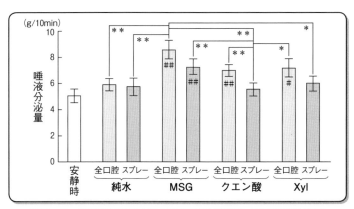

図3-3　刺激法の違いによる味刺激誘発性の総唾液分泌量
（10分間の平均値±SE）

全口腔法は3mLの溶液を口に含む，スプレー法は口腔内へ4回噴霧（約0.25mL）。
味溶液濃度は強度が一定になるように調整してある。MSG（グルタミン酸ナトリウム）：0.1M，Xyl（キシリトール）：0.44M，クエン酸：0.0038M。
MSGの刺激が唾液分泌に有効であることを示している（$*p<0.05$，$**p<0.01$）。安静時に対して$^{\#}p<0.05$，$^{\#\#}p<0.01$。
出典）関根（早川）有紀，染川慎治，河合美佐子ほか：うま味刺激による唾液分泌促進効果測定—第3報　味覚刺激方法の違いによる唾液分泌への影響—．日本味と匂誌，2010；17；271-272．を一部改変

め，口腔乾燥症の対症療法として昆布茶やだしの味を味わうことが効果的であるとされている。

3）自律神経との関係

唾液腺には自律神経の副交感神経と交感神経が二重に支配している。一般に，副交感神経が刺激されるとさらさらした唾液が多量に分泌され，交感神経が刺激されると粘りのある唾液が少量分泌される。ゆったり食事を楽しんでいるときは多量の唾液が分泌され，そして，緊張したり興奮したりすると口がカラカラになるのは，活動する自律神経の違いによる。

なお，副交感神経の唾液分泌中枢は延髄の上唾液核（顎下腺，舌下腺）と下唾液核（耳下腺）にあり，交感神経の中枢は第8頸髄から第4胸髄にかけて存在している。

3．唾液の性状

腺細胞は血漿成分を材料にして唾液を生産する。口の中に出る全唾液（混合唾液ともいう）を吐き出して観察すると，その色調は無色であるが，口腔粘膜上皮の剥離細胞，微生物，白血球などを含み，やや白濁を示すこともある。粘性は含まれるムチンの量に依存する。比重は水よりもわずかに大きく，浸透圧は血液よりも低い。

pHは5.5〜8.0の間で変動するが，平均値は約6.4であり，これは唾液中のアミラーゼが最もよく働く至適pH（pH6.5）とよく合致している。唾液腺が活発に活動し，分泌速度が速い（分泌が多い）と，唾液中の重炭酸塩（HCO_3^-）が増加し，pHは大きくなる。すなわち，分泌の盛んなときの唾液は弱アルカリ性で，分泌の少ないときは弱酸性となる。

疲労度判定の方法が確立されていなかった頃，唾液のpHを測定して，酸性の人は疲れていて，アルカリ性の人は元気であると推定した。その根拠は，疲れている人は唾液腺機能も低下していて分泌量が少ないため酸性に，元気な人は唾液分泌も盛んだからアルカリ性になるということであった。そもそも唾液分泌能には個人差が大きいので，その信憑性は疑わしいといわざるを得ない。

4. 唾液の働き

唾液には次に示すようなさまざまな生理作用がある。
①消化作用：アミラーゼがでんぷんをマルトース（麦芽糖）に加水分解する。
②潤滑作用：ムチンなどで粘膜表面を滑らかにし，嚥下，発音を円滑にする。
③粘膜の保護作用：ムチン，シスタチンS，上皮成長因子などの働きによる。
④緩衝作用：酸，アルカリを中和する。
⑤再石灰化作用：唾液中のカルシウム（Ca）イオンの作用による。
⑥洗浄作用：食物残渣を洗い流す。
⑦抗菌作用：リゾチーム，ラクトフェリンなどの抗菌物質を含む。
これらの働きを考えつつ，食物摂取における唾液の重要性を考えてみよう。

(1) 潤滑作用

　唾液の99〜99.5％は水分である。口の中に食物を取り込み，咀嚼が始まると口の粘膜が刺激され，反射的に分泌量が増える。唾液の中にはムチンという物質が入っていて粘り気を与えるため，噛んでいるうちに食物は唾液と混じり合って食魂が形成され，のどの奥をするっと滑って飲み込むことができるのである。食物中のイオンや分子は唾液中の水分に溶け込んで，味細胞を刺激して味覚を生じさせ，唾液分泌をさらに促進する。
　このような唾液の役割を考えれば，噛むことにより，唾液中に遊出した化学物質の味覚効果でおいしさが発現し，おいしいからまた噛むというように，よい循環を繰り返す。つまり，「噛むからおいしい」のであるが，そのためにはよく噛める歯をもたなくてはならないし，スムーズに動く咀嚼筋，顎関節も必要である。

(2) 消化作用

　唾液にはアミラーゼという消化酵素が含まれている。グルコース（ブドウ糖）の連鎖であるデンプンに作用し，二糖類であるマルトースにまで分解する作用

があるので、ご飯をよく噛むと、このマルトースの味覚効果でご飯が甘くなってくる。デンプンは高分子で味がないから、アミラーゼの作用で甘くおいしくなるまで噛むことは、味覚と消化の面からみて一石二鳥である。しかし、アミラーゼが働けるのは口の中だけである。飲み込んだあとは胃の強い酸性の環境下で活性がなくなってしまう。早食いをして、すぐに飲み込んでしまうと、口の中でのアミラーゼの作用時間がなく、せっかくの唾液中の酵素もその活躍の場を失ってしまう。

(3) 抗菌作用、粘膜の保護作用

唾液にはいろいろな物質が含まれていて、それぞれが有用な働きを演じている。「傷口をなめる」という表現がある。イヌやネコなどがけがをすると、その箇所を盛んになめる。我々も指にけがをすると思わずなめたり、口にくわえたりする。これは軽い触刺激が痛みを緩和するという生理作用の他に、唾液中の殺菌作用や皮膚や神経に対する成長促進作用を期待してのものである。

むろん、リゾチーム、ラクトフェリン、ペルオキシダーゼなどによる抗菌作用や上皮成長因子などによる粘膜損傷治癒作用があることは、近代になっての研究結果から科学的に解明されたことであって、我々も動物もそんなことは知らずに思わずなめているのである。進化の過程で身につけてきた生活の知恵である。傷口につける薬のなかった時代は、唾液がその代用として働いていたのである。

5. 唾液とう蝕

う蝕（齲蝕、カリエス、一般的には虫歯）とは、歯のCaの結晶からCaが脱落（脱灰という）して生じる歯の実質の欠損である。放置すると次第に欠損部が大きくなり、歯髄に近づくにつれて痛みを感じるようになる。歯髄に到達すると、歯髄炎を引き起こし、最終的に抜歯に至ることもある。う蝕を未処置のままにしておくと、欠損部に食物が詰まったり、痛みが生じたりして咀嚼に影響が出るようになる。そうなると、おいしく味わうどころではない。

(1) う蝕の成り立ち

う蝕の成り立ちは以下の通りである（図3-4）。

① 口腔内には多数の常在性細菌が存在し，特に，ストレプトコッカス・ミュータンス（$S.\ mutans$，ミュータンス菌）は虫歯菌といわれている。

② これが，食べ物に含まれるショ糖（スクロース）を分解してグルカンというグルコース重合体をつくり，このネバネバしたグルカンが歯の表面に付着する。

③ そこにさらに他の菌，食物残渣，唾液などが結合する。これを歯垢（プラーク）という。歯垢内の細菌は食物中の糖質を分解し，乳酸などの酸を産生する。その結果，歯垢内が酸性に傾き，歯垢におおわれた部分のエナメル質が溶け始める（脱灰が始まる）。エナメル質は酸に弱いので，これが継続するとう蝕となる。

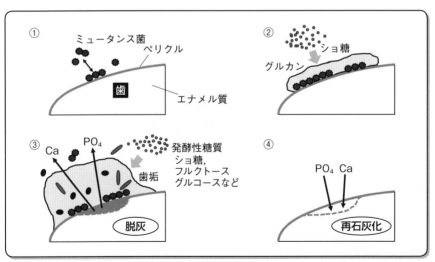

図3-4 う蝕の成り立ち

ミュータンス菌がショ糖を分解して，グルカンをつくり，それがもとで歯垢ができ，歯垢内が酸性になることでエナメル質が脱灰される（う蝕の発生）。う蝕を早期に取り除けば再石灰化が生じる。ペリクルとは，唾液中の成分から成る被膜で，歯面や粘膜表面を保護する働きがある。

④弱い脱灰状態で歯垢を取り除けば，唾液中のリン（P）やCaにより再石灰化が起こり，う蝕とはならない。

なお，エナメル質の耐酸能は歯がつくられるときの栄養状態に依存して個人差が大きいが，フッ素塗布によりフッ化Caにして耐酸能を高めることによりう蝕を予防しようという試みがなされている。

(2) う蝕の予防

う蝕はこのように，ショ糖，ミュータンス菌，歯の質の要因が重なって生じるから，原理的にはう蝕予防は可能である。

ショ糖に替えて別の甘味料を使う。抗う蝕甘味料として，パラチノース，カプリングシュガー，ステビア，キシリトールなどが使われている。

ミュータンス菌を口腔内常在菌としない。いったん常在菌となったあとで，取り除くのは困難なので，乳幼児期からの注意が必要である。つまり，ミュータンス菌は最初からヒトの口腔内に存在しているのではなく，口移しや食器の共有などにより，感染者の唾液が口に入ることにより感染するのである。

う蝕を抑制する唾液の働きとして，前述の唾液の生理作用のうちの緩衝作用，再石灰化作用，洗浄作用，抗菌作用が重要である。そして，我々が日常的に行える予防としては，食後と就寝前の歯磨き（ブラッシング）が大切で，歯に付着した歯垢は速やかに除去すべきである。

引用文献

1) Kawamura Y, Yamamoto T: Studies on neural mechanisms of the gustatory-salivary reflex in rabbits. *J Physiol*, 1978; **285**; 35-47.

講義室でできる簡単な実習①：唾液の嚥下回数測定

　計量機器を使わずに唾液量を測るのは難しいのですが，口の中に分泌された唾液を単位時間内に飲み込む回数を数えれば，刺激の違いによる唾液量を比較することができます。

●方　法

甲状軟骨（のど仏）のあたりを軽く，利き手と逆の手で触れて，嚥下回数を測定する。

利き手で回数をメモする。

測定時間は1分間。

　　　　　　　　　　　　　　　　　　　　　　　　　（ガムの例）
- ①安静時（固有唾液）　　　（　　）回／1分間
- ②味のないガム　　　　　　（　　）回／1分間＊
- ③甘味のガム　　　　　　　（　　）回／1分間（ロッテ月夜のベリー）
- ④酸味のガム　　　　　　　（　　）回／1分間（ロッテ梅ガム）
- ⑤ミントの強いガム　　　　（　　）回／1分間（ロッテクールミントガム）
- ⑥刺激性の強いガム　　　　（　　）回／1分間（ロッテブラックガム）

　　＊　味のないガムとして，筆者は歯科医が唾液分泌能を調べる
　　　　ときに使用する「パラフィンペレット」を用いている。

●結果（参考）

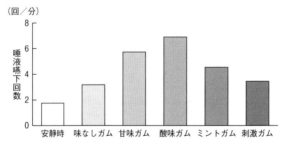

参考図　安静時とガム咀嚼開始から1分間の唾液嚥下回数（35人の学生の平均値）

　ミントや強い刺激のガムは交感神経を刺激するため分泌量が少なくなることと，これらの味が苦手な学生は咀嚼回数を少なくしているようである。咀嚼回数も同時に測定すれば，データをより興味深い観点から考察できると思われる。

第4章 味の受容

1. 基本味

　味覚は食べるための感覚である。食べるということは，発育・成長，運動，生命維持などのために必要な物質を取り込むことであるが，一方でそれを妨害する有害物や毒物を避ける必要がある。味覚の本来の役割は，体にとって摂取してよいものか，悪いものかを判断することにある。

　長い進化の過程を経て，体にとって最も必要な物質と，それを口にしたときに生じる味覚の間に結びつきが確立し，遺伝子情報として受け継がれるようになった。表4-1に示すように，5つの基本的な味がある。

　甘味は，低濃度から高濃度にわたり快感を呈する。甘味を感じているとき

表4-1　基本味の嗜好性と代表的物質

基本味	嗜好性	生体への信号	代表的物質
甘味 sweet	快	エネルギー源	糖類（ショ糖，果糖，ブドウ糖など），アミノ酸（アラニン，グリシンなど），アスパルテーム（Asp-Phe），合成甘味剤（サッカリンなど），天然甘味物質（ステビアなど）
うま味 umami	快	タンパク質	グルタミン酸ナトリウム（アミノ酸系） イノシン酸ナトリウム（核酸系）　｝相乗効果
塩味 salty	快→不快	ミネラル	塩類（純粋な塩味は塩化ナトリウム）
酸味 sour	快→不快	代謝促進 腐敗物	酸（水素イオンを含む有機酸，無機酸）
苦味 bitter	不快	毒物	アルカロイド（キニーネなど），配糖体（センブリ中のスウェルチアマリンなど），アミノ酸（ロイシンなど），疎水性物質

は，体に必要なエネルギーの源を摂取しているという信号を送っていると解釈されている。体にとってのエネルギーとなる食べ物は，炭水化物（各種の糖類）である。そして，直接のエネルギー源はグルコース（ブドウ糖）という単糖類であり，これが血液中に入ると血糖とよばれる。エネルギー源は常に体が必要としているため，生体はこのような物質を味わったときは，おいしいという快感を生じることによって摂取を促進する。これは遺伝情報に組み込まれているので，生まれてすぐの赤ちゃんの口の中にショ糖（スクロース）溶液を入れると，にこやかな表情とともにそれを摂取しようとすることも知られている。

　うま味は，グルタミン酸ナトリウムやイノシン酸ナトリウムなどの味で，タンパク質を摂取しているという情報を伝える（詳しくは第8章参照）。

　塩味の代表は塩化ナトリウムで，ミネラル摂取の情報を伝え，体液の塩濃度に等しい1％前後は最も強い快感を呈する。

　酸味は，水素イオンにより生じる。食品中の有機物が微生物により分解され，各種の有機酸になると酸味を呈する。分解が生体に有用であれば「発酵」，有害であれば「腐敗」とよばれる。腐敗情報をもつ酸味は原則的に忌避される。ヒトの場合，特定の有機酸（クエン酸など）については，体に有用であるという情報の下で忌避感は大きく減弱する。他の動物は，いかなる酸に対しても摂取を嫌がる。

　苦味は，毒物であるという警告信号と考えられるので，そのまずい味のためどの動物も忌避し，体を守ることができる。

2．味を受け取る構造

　口腔内に取り込まれた化学物質の刺激を受け取る最小の構造物は，花の蕾に似ているので味蕾とよばれる。大きさは直径約$50\mu m$，高さ（長軸）約$80\mu m$で，その中には細長い紡錘形をした味細胞が50～100個集合している。味蕾は，舌前方部に散在する茸状乳頭，舌縁後部の葉状乳頭，舌根部の有郭乳頭に存在するほか，軟口蓋，咽頭・喉頭部にも認められる（図4-1）。口腔内の味蕾総数は，舌に5,000個あまり，舌以外に約2,500個とされている。

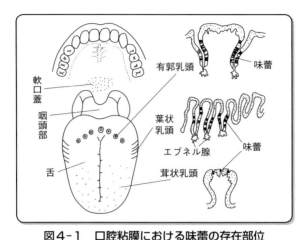

図4-1　口腔粘膜における味蕾の存在部位
出典）山本　隆：脳と味覚．共立出版，1996，p.49．

味蕾を構成する味細胞には次のような特徴がある。

①ラットの場合，味細胞は7～10日の寿命で，周囲の上皮細胞が味細胞に分化し，補充される。ヒトを含め他の動物も，短い期間で新しい味細胞に入れ替わること（ターンオーバーという）が味細胞の特徴である。

②味細胞は，電子密度の濃淡や形態的特徴からⅠ型，Ⅱ型，Ⅲ型，Ⅳ型の4つのタイプに分類される（図4-2）。Ⅳ型細胞は基底細胞ともいい，分化したばかりの細胞で，Ⅰ，Ⅱ，Ⅲ型のいずれかの細胞に成長する。後述の5基本味に対する受容体のうち，甘味，苦味，うま味のそれぞれの受容体はⅡ型細胞のいずれかに発現し，塩味，酸味のそれぞれの受容体はⅢ型細胞のいずれかに発現する。塩味受容体はⅠ型細胞にも発現するが，Ⅰ型細胞は神経伝達物質をもたないので，味の情報伝達への直接の関与はなさそうである。

③神経との間でシナプス構造をもつのは，Ⅲ型細胞のみで，主な伝達物質はセロトニンとノルアドレナリンとされている。Ⅱ型細胞はシナプス構造を有しないが，伝達物質としてATP（アデノシン三リン酸）を放出し，拡散して近くの遊離神経終末に直接作用したり，Ⅲ型細胞を介して情報を神経

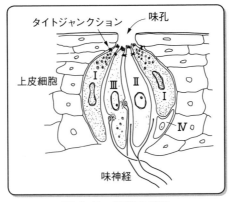

図4-2 味蕾の構造
Ⅰ型細胞（暗調細胞），Ⅱ型細胞（明調細胞），Ⅲ型細胞（中間型細胞），Ⅳ型細胞（基底細胞）から成る。味神経はⅢ型細胞とのみシナプス結合をする。

に伝えたりすると考えられている[1]。

④Ⅱ型細胞には，舌に与えられた味刺激への受容体だけでなく，体内のカンナビノイド（大麻に含まれる生理活性物質の総称）の受容体もあり，この受容体の活性化によって甘味応答が増大することが知られている[2]。

3. 味覚受容体

（1）味細胞での味覚受容体発現

1）5基本味に対する受容体

　味細胞の働きは，外界からの化学刺激を受容し，電気的な信号に変換することである。甘味，苦味，うま味を生じさせる物質は，味細胞に発現するGタンパク質共役型の7回膜貫通型の受容体によって検知され，塩味と酸味を生じさせる物質は，イオンチャネルによって検知される（図4-3）。

　甘味とうま味の検知には，T1R受容体ファミリーが関与しており，甘味はT1R2とT1R3のヘテロ二量体（ヘテロダイマーともいい，2つの異なるサブユニットでできたタンパク質）によって，うま味はT1R1とT1R3のヘテロ二量体に

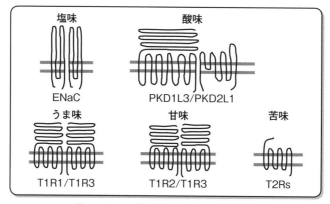

図4-3　5基本味に対応する受容体

よって受容される。うま味の受容体としては，いわゆるグルタミン酸受容体のmGluR1，mGluR4なども機能するとされている。また，苦味は，ヒトでは25種類，マウスでは35種類のT2R受容体ファミリーによって受容される。各苦味受容体は特定の苦味物質と結合する（第6章参照）。

　酸味の受容体は，温度感受性（transient receptor potential; TRP）チャネル分子（PKD1L3とPKD2L1のヘテロ二量体）と考えられている。しかし，この受容体で酸味応答の特性をすべて説明できるわけではなく，他に，酸感受性イオンチャネル（acid-sensing ion channel; ASIC）なども酸応答に関係すると考えられている。塩味の受容体は，上皮性ナトリウムチャネル（epithelial sodium channel; ENaC）である。このような酸味と塩味の受容体はともに陽イオンを通過させるイオンチャネルである。ENaC阻害剤であるアミロライド（amiloride）を舌に作用させても食塩の応答は完全には抑えられない。特に，高濃度の塩味に対する嫌悪性感覚は，アミロライドによって抑制されない。最近の研究によると，高濃度食塩水が不快な味として拒否されるのは，苦味や酸味の受容体を刺激するからであることが示唆されている[3]。

2）細胞内情報伝達系

　味物質が味覚受容体に結合してから最終的に味神経に活動電位を発生させる

3. 味覚受容体　37

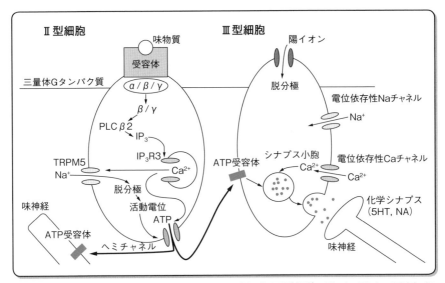

図4-4　Ⅱ型細胞（甘味，うま味，苦味の受容）とⅢ型細胞（塩味，酸味の受容）における情報伝達

までのプロセスを，細胞内情報伝達系という。塩味や酸味に対するⅢ型細胞のイオンチャネル型受容体ではNaイオンなどの陽イオンが細胞内に流入することがきっかけとなり，細胞が脱分極し，カルシウム（Ca）イオンが流入して，その結果，セロトニン（5HT），ノルアドレナリン（NA）などの神経伝達物質が放出される。

Ⅱ型細胞の甘味，うま味，苦味の受容体が刺激されると，次のようなやや複雑な連鎖反応が生じて神経に情報が送られる（図4-4）。

①味物質が受容体に結合する。
②三量体Gタンパク質を，$α$，$β$，$γ$サブユニットに解離させる。
③$β$，$γ$は，ホスホリパーゼC（PLC$β$2）を活性化する。
④PLC$β$2は，細胞膜リン脂質であるホスファチジルイノシトール二リン酸を加水分解し，イノシトール三リン酸（IP_3）を生成する。
⑤IP_3は，Ca貯蔵庫のIP_3受容体（IP_3R3）に結合する。

⑥貯蔵庫からCaイオンが放出される。
⑦Caイオン濃度上昇がTRPM5というイオンチャネルを開く。
⑧Naイオンが流入し，脱分極させる。
⑨活動電位が発生する。
⑩電位依存性のヘミチャネルが開口する。
⑪ATPを放出する。
⑫ATPは，近傍の味神経終末部やⅢ型細胞を刺激する。

3）味覚情報の伝達

　味の質やおいしさ・まずさの情報伝達に関していえば，個々の味細胞は以上述べた5つの基本味に対応する受容体のいずれか1つを優先的に発現するとされているので，5つの味の識別は味細胞レベルですでに行われていることになる。ショ糖を口に入れるとショ糖の分子が甘味受容体に結合し，甘味受容体を発現している味細胞を興奮させ，その細胞に結合している神経線維を介して情報が脳に送られ，分析されて，甘い，おいしいと感じる。キニーネを口に入れると別の細胞に発現している苦味受容体に結合し，その細胞から別の神経を介して脳に送られた情報は分析されて，苦い，まずいと感じる。

　このことは，マウスを使った実験からも示唆される。遺伝子操作によって本来甘味受容体を発現するはずの細胞に苦味受容体を発現させ，苦味物質のキニーネを与えると，マウスはこの苦いキニーネ溶液を好んで摂取するのである[4]。このことは，キニーネという物質そのものが苦いのではなく，どの細胞が刺激されるかで味の質や快・不快が決まることを示している。いかなる方法であろうが，甘味を伝える細胞が刺激を受ければ，甘くておいしいという情報が脳に送られるのである。

　甘味は舌の先端部，苦みは舌の奥，酸味は舌縁部で感じるという「舌の味覚地図」が一般の人に広く浸透しているようであるが，これは科学的には正しくない。確かに，舌の部位によって味刺激に対する検出閾値に違いがみられるが，濃度を少し上げれば味蕾の存在するどの部位でも味は感じられる。舌の特定の部位で味の識別がされると考えるのは間違いである（p.46〜48参照）。

（2）味細胞以外での味覚受容体発現

　味細胞にのみ発現すると思われていた味覚受容体は，全身のいろいろな臓器に発現している。特に，甘味，うま味の受容体は，胃や小腸の粘膜の細胞，膵臓のβ細胞，さらには，脳の視床下部や海馬などの細胞にも発現することが示され，それぞれの機能的役割も明らかになってきた。

　ショ糖は口の中では甘くておいしく，もっと欲しいという欲求を生じさせる働きであるが，それが分解されてグルコースになると，消化管の味覚受容器を刺激して，吸収の促進，消化管ホルモンの分泌，インスリンの分泌などをひき起こす[5]。甘味受容体には人工甘味物質も結合し，グルコースと同様な働きをするので，単にノンカロリーだからという理由で多用することは健康を害する危険性もあることが指摘されている。また，脳細胞の甘味受容体は脳内のグルコースレベルをモニターしているとも考えられている。胃や腸の粘膜でうま味受容体を有する細胞は，食物中のグルタミン酸の刺激を受けて，GLP-1（glucagon-like peptide-1；グルカゴン様ペプチド-1）やCCK（cholecystokinin；コレシストキニン）を分泌し，インスリン分泌や満腹感を生じさせる。さらに，迷走神経を介して脳に送られ，タンパク質の消化作用を促進したり，食後の満足感形成にも関係する。

4．基本味以外の味

　トウガラシやワサビなどの辛み，渋柿や赤ワインなどの渋み，炭酸飲料の刺激感などは基本味に属さないどころか，厳密な意味で味覚にも属さない。食べ物や飲み物の製造，調理に関わる人には，味の仲間と考える人もいるかもしれないが，第9章で述べるように，これらは三叉神経を介する一般体性感覚である。「味蕾内の細胞を刺激し，味神経を介して，大脳皮質味覚野に情報が送られて生じる感覚」が味覚であるとする定義には当てはまらない。

　味覚を生じさせる物質であっても，すべてが5基本味のいずれかを生じるわけではない。例えば，金属味，アルカリの味，さらには適切に表現できない味など多様に存在する。各物質のそれぞれに選択的に対応する味覚受容体は必要

ないのであろうか。

　近年，Caや脂肪の味に対する受容体が味細胞に発現するとの報告はあるものの，多様な化学物質のそれぞれに対応する特有な受容体は見いだされていない。味覚は食物摂取のための感覚であることを考えれば，ほとんどの食べ物は，種々の物質の混合物として存在していて，その中で最も多く，かつ共通に含まれる代表的な物質の味を手がかりにすれば，他の必要な栄養素も一緒に摂取できるのである。この点が同じ化学感覚である嗅覚と大きく異なるところで，嗅覚受容体が数多く存在することから考えても，嗅覚の本来の目的は個々のにおい物質を正確に分析することである。味覚の場合は，多様な物質の1つ1つを分析する必要がないので，個別の受容体を必要としてこなかったものと考えられる。基本味以外の物質は，これら既存の5つの受容体を異なった割合で刺激することにより，独自の味覚を発現しているのである。

(1) アルコールの味

　日本酒，ビール，ワイン，焼酎，ウィスキーなどのアルコール飲料に共通に含まれているのはエチルアルコールである。味細胞は，アルコールだけに結合する特別な味覚受容体をもっていない。アルコールは5基本味のうちの甘味と苦味の受容体を刺激することが知られているので，味の質とすれば，やや甘くてほのかに苦いということである[6]。さらに，エチルアルコールには口腔粘膜を浸透する性質があるので，三叉神経終末に存在する温度感受性受容体であるTRPチャネルのTRPV1などに直接作用して，刺激感を生じさせる。一般に，アルコール飲料は，1％以下の低濃度では甘味受容体を主に刺激するので，好ましい味であるが，5％以上の濃度になると苦味や渋み，粘膜の刺激感，独特の香りなどのため，好ましいものではない。アルコール飲料は嗜好学習を獲得しやすいので，飲み進むうちに嗜好性がエスカレートする可能性がある。

　各種のアルコール飲料は，単にアルコール度が違うから特徴的な味が生まれるのではなく，そこに含まれるアルコール以外の味や香りが大きな影響を及ぼす。ビールが苦いのはホップが含まれるからであり，日本酒のコクのあるおい

しさは，そこに含まれる各種のアミノ酸の味覚効果による。赤ワインの渋みはポリフェノールの作用といった具合である。

(2) 油 (脂) の味

　天ぷら等の揚げ物，霜降り肉，マグロのトロ，バター，アイスクリームなど油や脂肪を含むものは，食べ物をおいしくする。純粋の油（脂）は，トリグリセリドという構造を有し，水に不溶性であるため味細胞を刺激できず無味である。

　一方で，味細胞には脂肪酸の受容体が発現していることが近年明らかになった。食品中の脂質はほとんどがトリグリセリドであるが，オレイン酸，リノール酸，リノレン酸などの脂肪酸もわずかながら必ず含まれている。肉類では熟成中に脂肪酸の生成が起こる。脂肪酸受容体は，このような，食品中にわずかに含まれている遊離の脂肪酸を味細胞が認識するためにあるのかもしれない。また，マウス[7]では，トリグリセリドが舌後方部の有郭乳頭，葉状乳頭の溝の中に押し込まれると，一部は溝の底にあるエブネル腺からの分泌液に含まれるリパーゼにより，また，ヒト[8]では，小唾液腺に含まれるリパーゼにより，トリグリセリドと脂肪酸に分解されるとの報告がある。グリセリンは甘味受容体に結合し，脂肪酸は味細胞膜に存在する受容体（CD36，GPR40，GPR120など）を介して刺激作用を発揮する。

　油（脂）そのものは，明確な味をもたないが，食べ物の味，特にうま味や甘味を増強するとともに，苦味を低下させる働きもあり，結果的においしく食べさせる。つまり，油（脂）は単独では明確な味覚効果を示さないので，主役（基本味）というより脇役（調味料）として作用するものと考えられる。

(3) 渋　　み

　渋みの本体は明確ではないが，緑茶や渋柿に含まれるカテキンやタンニンなどが口腔粘膜を収縮させたときに感じる触覚の異常とされている。近年，渋み受容体として，TRPチャネルのTRPV1，TRPA1など（第9章参照）が示唆さ

れている。渋みは不快感をひき起こすものであるが，適度の作用であれば，文字通り渋い脇役として働く。

（4）炭酸の刺激

炭酸飲料の発泡性のシュワシュワ感は，口腔粘膜に対する二酸化炭素（CO_2）による物理的刺激作用もあるが，上皮に浸透した炭酸（H_2CO_3）が上皮組織に含まれる炭酸脱水酵素によりH^+とHCO_3^-にイオン化されて，このH^+が三叉神経終末部のTRPV1を刺激することにより生じる弱い痛みである。

引用文献

1) Finger TE, Danilova V, Barrows J, *et al.*: ATP signaling is crucial for communication from taste buds to gustatory nerves. *Science*, 2005; **310**; 1495-1499.
2) Yoshida R, Ohkuri T, Jyotaki M, *et al.*: Endocannabinoids selectively enhance sweet taste. *PNAS*, 2010; **107**; 935-939.
3) Oka Y, Butnaru M, von Buchholtz L, *et al.*: High salt recruits aversive taste pathways. *Nature*, 2013; **494**; 472-475.
4) Chandrashekar J, Hoon MA, Ryba NJ, *et al.*: The receptors and cells for mammalian taste. *Nature*, 2006; **444**; 288-294.
5) Margolskee RF, Dyer J, Kokrashvili Z, *et al.*: T1R3 and gustducin in gut sense sugars to regulate expression of Na^+-glucose cotransporter 1. *PNAS*, 2007; **104**; 15075-15080.
6) Sako N, Yamamoto T: Electrophysiological and behavioral studies on taste effectiveness of alcohols in rats. *Am J Physiol*, 1999; **276**; R388-R396.
7) Kawai T, Fushiki T: Importance of lipolysis in oral cavity for orosensory detection of fat. *Am J Physiol*, 2003; **285**; R447-R454.
8) Voigt N, Stein J, Galindo MM, *et al.*: The role of lipolysis in human orosensory fat perception. *J Lipid Res*, 2014; **55**; 870-82.

第5章 味覚感受性の測定

1. 味の感受性

　5基本味に対する味覚感受性を調べると，腐敗物の信号とされる酸味や毒物の信号である苦味は体が避けるべき味であるから，低い濃度で検知する必要があるのに対し，タンパク質の信号であるうま味，ミネラルの信号である塩味，糖類などエネルギー源の信号である甘味は，より高濃度で感じることが示されている。どの味も濃度の上昇とともにその味の強さは増大する。

　日本人は，他の国の人に比べて味の微妙な違い，繊細な味わいがわかるため，味覚が優れているとよくいわれる。そのような味覚の差があるとすれば，それは基本味刺激に対する末梢の受容体や味覚中枢における基本的な味の識別能に差があるのではなく，その次の段階で生じる食べ物の味の評価の仕方において差があるのである。基本的には幼少期からの食経験により学習し，身につくものである。

　本章で扱う味覚感受性とは，学習や経験によるものではなく，基本味を代表する化学物質につき，その濃度と生じる味覚の強さの関係のことである。具体的には，どの濃度で味を感じはじめるかを調べる閾値測定と，濃度上昇とともにどのように味覚強度が増大するのかを調べる（つまり，濃度と感覚強度の関係を求める）閾上（いきじょう）の測定がある。

（1）検知閾，認知閾

　閾値には，検知閾と認知閾がある。無味の蒸留水と味溶液を比較して，水とは違うが味質の特定ができない最小濃度を検知閾，さらに濃度を上げて甘い，苦いなどの味質の特定ができる最小濃度を認知閾という。これらの閾値濃度

表5-1　各種味物質の水溶液の検知閾（全口腔法）

味質	味物質	モル濃度	味質	味物質	モル濃度
甘味	ショ糖 ブドウ糖 サッカリン	0.01 (0.017) 0.08 0.000023	塩味	食塩 塩化カリウム	0.01 (0.03) 0.017
			酸味	塩酸 クエン酸	0.0009 0.0023
うま味	MSG MSG＋IMP	0.0007 0.00001	苦味	硫酸キニーネ カフェイン	0.000008 0.0007

カッコ内は認知閾。うま味のデータは山口（1985）による（三点識別法）もので，MSG＋IMPは0.26％のイノシン酸ナトリウム（IMP）溶液中のグルタミン酸ナトリウム（MSG）の閾値。
出典）山本　隆：脳と味覚．共立出版，1996，p.29．

は，溶液を口に含んで測定する全口腔法，舌の一部を局所的に刺激するろ紙ディスク法などによってその値は異なり，どのように厳密に測定するかによってもその値は異なる。

異なる手法や解析法での閾値の比較はあまり意味がないともいえるが，表5-1に代表的な閾値を示すこととする。

（2）濃度と感覚強度の関係

ヒトについての代表的な濃度と感覚強度の関係を図5-1に示す。横軸の濃度を対数表示にすると，濃度とともに味の強さは直線的に増大する[1]（フェヒナーの法則）。

苦味や酸味は体が避けるべき味であるから，低い濃度で検知しているが，体に必要なグルタミン酸ナトリウム（MSG），食塩（NaCl），ショ糖（スクロース）などはより高濃度で感じることがわかる。また，直線の勾配はMSGの場合，他の味に比べて緩やかである。これは，刺激が強くなっても味覚が穏やかに増大することを示し，うま味の特徴の1つである。

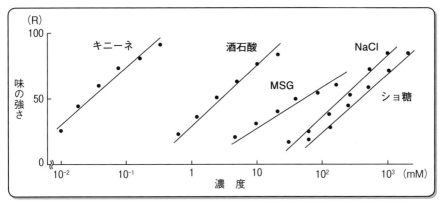

図5-1 濃度と味の強さの関係
5基本味の各濃度の試料10mLを5秒間口に含み,吐き出したときの味の強さ.
出典)山野善正,山口静子編:おいしさの科学.朝倉書店,1994,p.100.

(3) 温度の影響
1) 生体への影響

　聴覚の研究でノーベル賞を受賞したvon Békésyは,晩年ヒトを対象に味覚の研究を行い,興味深い知見をいくつか報告している。その中で,1964年,温・冷の感覚が基本味の刺激と同じように味として働き得る可能性を想定し,「味覚の二重性説(duplexity theory of taste)」を唱えた(図5-2)。すなわち,甘味−苦味−温覚のグループと塩味−酸味−冷覚のグループがあり,それぞれのグループの感覚は相性がよく,融合しやすいとしている。例えば,舌の一側に甘味刺激,対側に温刺激を与えると舌の中央部で融合した味を感じるという。当時は基本味としてのうま味はまだ知られていなかったので,うま味刺激は用いられていないが,多分うま味は前者のグループに入ると思われる。

　各種の味に対する温度の影響に関しては研究者により異なるが,Greenら[2,3)]の報告は,von Békésyの考え方をサポートするものである。彼らは,舌温を20℃から上昇させると甘味を,逆に35℃から下降させると塩味や酸味を感じることを見いだしている。また,ショ糖の甘味は,36℃>28℃>20℃と体温付近で強く感じるが,食塩の塩味やクエン酸の酸味の強さは温度間で差が

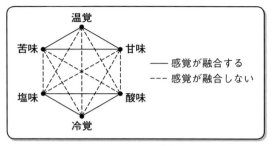

図5-2　von Békésyの「味覚の二重性説」
出典）von Békésy G: Duplexity theory of taste. *Science*, 1964; **145**; 834-835.

ないと述べている。

　甘味，苦味，うま味はⅡ型細胞の受容体を刺激して生じるものであり，細胞内情報伝達系では，酵素反応や体温付近で最も活動するTRPM5（イオンチャネル，第4章参照）が関与するため，体温付近で味を強く感じるのである。一方，食塩やクエン酸はⅢ型細胞を刺激し，酵素やTRPM5を使わずに活動させるので，塩味や酸味は温度依存性がほとんどないと考えられる。体温付近の味噌汁はうま味の強度が強く，塩味もそこそこ感じられておいしい。しかし，10～15℃に冷やすと，うま味の強度は低下するが，塩味はほとんど変化がないので，塩味が際立ってしまい，おいしくないのである（図5-3）。

2）物質への影響

　物質そのものも温度の影響を受ける。代表例は，フルクトース（果糖）で，温度が低下するほど甘味が強くなる。これは，水溶液中でフルクトースはα体と高甘味度のβ体の2種類の異性体を生成するが，低温ではβ体の比率が大きくなるためである。フルクトースは，乳製品や清涼飲料水など低温で利用される飲食物の甘味料に適している。

（4）舌の味覚地図

　「舌の部位によって感じる味が異なる」すなわち，甘味は舌の先端部で，酸味は舌縁部（葉状乳頭部）で，苦味は舌根部（有郭乳頭部）で感じ，塩味は舌全

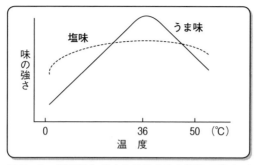

図5-3 味噌汁に含まれるうま味と塩味の強さの温度依存性の概念図

体で感じるといった舌の味覚地図の概念が広く浸透しているようであるが，これは正しいのだろうか。100年以上前のドイツの研究者（Kiesow 1894, Hänigら 1901）が，少数の被験者で簡便に行った実験で，4基本味の認知閾が舌の部位により異なると報告した。これが拡大解釈されて，ReinとSchneiderの教科書で味覚地図として取り上げられたことが世界的に広まった原因ではないかと思われる。

その後，舌の部位と味質感受性についての研究がアメリカや日本でいくつか行われている。研究者によって結果が若干異なるが，溶液を浸した直径6mmの円形ろ紙を用いて舌前方部と舌縁部（葉状乳頭部）を刺激した小林[4]の綿密な実験によると，ショ糖の甘味，キニーネの苦味は舌縁部より舌尖部で有意に閾値が低い（感受性が高い）ことが示された。有意差はないが，食塩の塩味，酒石酸の酸味，MSGのうま味は舌縁部で感受性が高い傾向にあった。なお，左右差は認められなかった。刺激を受ける味蕾の数は舌前方部より舌縁部が圧倒的に多いので，舌縁部の感受性が高いと想像されるが，甘味と苦味が舌前方部で敏感であることは，これらの味に対する受容体の発現が舌前方部の味細胞のほうが後方部の味細胞より多いのかもしれない。

以上の知見は閾値付近の薄い濃度を用いたときのものであるが，認知閾以上の濃い濃度に対する感受性を調べると，キニーネの苦味[5]とMSGのうま味[6]は，舌の前より後のほうで強く感じることが示されている。

閾値付近で示された感受性の相違だけで，その部位と味の関係を特定してしまう誇張的な味覚地図の概念は間違いである。閾値付近での感受性の相違は多かれ少なかれ舌の刺激部位においてみられるにしても，それは相対的なもので，絶対的なものではない。濃度を上げれば舌の部位にかかわらず，すべての味は感じられるのである。

2．PROP(苦味物質)を用いた味覚感受性測定

(1) 味覚感受性と遺伝

味覚感受性は遺伝的に決定されているのだろうか。食経験により獲得した食べ物の好き嫌いは，生物学的な意味での遺伝はしない。イチゴやカレーライスといった，特定の食べ物に対する好き嫌いが，そのまま子どもに伝わるとは思えない。むしろ，生後の食生活の影響で決まるものである。特に，母親に好き嫌いが多いと，好きな食べ物は食卓によく出るだろうが，嫌いなものは出てこない。子どもは必然的に，母親の好き嫌いの影響を受けてしまうのである。

中学生，高校生の一卵性双生児，二卵性双生児および一般児，それぞれ20組について好き嫌いの類似度を比べると，甘味，酸味のような基本味や，ピーマン，タマネギ，ニンジンなどについては，明らかに一般児＜二卵性＜一卵性の順に高い類似度を示した（大妻女子大学，青木宏）。しかし，肉料理のような複合的な調理食物や痛覚をベースとする辛みについては，まったく生得的な因子の効果は認められなかったのである。一卵性双生児といえども，生後の生活パターンの相違により，食嗜好性は変化していくのである。

(2) PROPの先天的感受性

5基本味のいずれかを先天的に感じない人はいないが，フェニルチオ尿素(phenylthiocarbamide；PTC)や6-n-プロピルチオウラシル(6-n-propylthiouracil；PROP)という-N-C=S基をもつ苦味物質の味に非常に感受性の低い人（低感受者，高閾値者；non-taster）がいる。日本人には5～10％存在し，劣性遺伝するとされている。それ以外の人は感受者（taster，中間感受者：medium-tasterとも

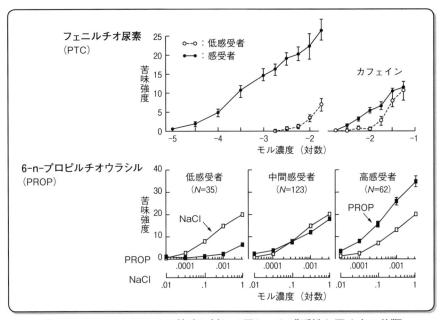

図5-4 PTCとPROPの苦味に対して異なった感受性を示す人の分類
PTC低感受者はカフェインにも感受性が悪い（上図）。PROPの感受性から3つのグループに分類できるが，食塩水（NaCl）に対する感受性は各グループで差がない（下図）。
出典） Hall MJ, Bartoshuk L, Cain WS, *et al.*: PTC taste blindness and the taste of caffeine, *Nature*, 1975; **253**; 442-443.
　　　Bartoshuk LM, Duffy VB, Miller IJ: PTC/PROP tasting: anatomy, psychophysics, and sex effects. *Physiol Behav*, 1994; **56**; 1165-1171.

いう）であるが，PROPについては，この物質の苦味をふつうの人より低濃度で感じる高感受者（低閾値者，超味覚者ともいう；super-taster）がいることも知られている[7,8]（図5-4）。女性のほうが男性に比べてこれらの物質に対して感受性が高いとされている。なお，PTCの特有の硫黄臭や毒性を嫌って，最近は味覚感受性測定にはPROPがよく用いられている。

1）低感受者

ヒトの苦味受容体は25種類あり（T2Rファミリーとよばれる），それぞれの受容体は異なった苦味物質と結合する。PTCやPROPは苦味受容体T2R38に結合するが，低感受者ではこのT2R38に変異があり，十分に機能していないの

である。しかし，他の苦味受容体の変異は起こりにくいので，PTCやPROPの低感受者であっても，キニーネや尿素など他の苦味物質については正常に感じられる。ただし，PTC低感受者はコーヒーなどに含まれるカフェインの苦味を感じにくいとされている[7]（図5-4）。

2）高感受者

PROP高感受者は，舌の茸状乳頭をふつうの人より多くもっているという報告がある[8,9]。つまり，彼らは味蕾をたくさんもっているということになる。PROP高感受者は，苦味を嫌う傾向にある。チーズ，脂肪，チョコレートなどの，ねっとりとしたクリーム状のものも好きではない。これらの味や感触を敏感に感じすぎて，かえって嫌ってしまうからであろう。野菜の中には弱い苦味を含むものもあるので，PROP高感受者はその苦味を敏感に感じ取り，野菜嫌いになってしまう可能性がある。

また，茸状乳頭は三叉神経の分布が非常に密なので，PROP高感受者は，カプサイシン，ピペリン，ショウガ，エタノールなどの刺激感を他の人達より強く感じることも知られている。甘味に関しては，PROP高感受者は，甘味を好むという報告[8]と甘味を嫌うという報告[9]がある。

3．性　　　差

閾値の違いからみた味覚感受性の男女差の報告は少ないが，一般的に女性のほうが男性より味覚閾値が低い（感受性が高い）とされている。しかし，年齢層や味質により結果は一致せず，明確な結論を出すことは難しい。例えば，70〜80歳の日本人男女各1,000人について調べた最近の研究[10]では，酸味，塩味，苦味に対して女性のほうが男性より有意に低い認知閾を示したが，甘味の閾値には差がなかったと報告している。年齢とともに男女の食生活，食習慣，食嗜好性などの違いが味覚感受性に影響を及ぼす可能性もあるので，純粋に生物学的な性差なのかを判定することは難しい。24〜32歳の若い人はいずれの味にも性差を示さなかったというこの研究での結果や，我々の行ったラットの実験で味神経応答に性差が認められないことから，味覚受容体レベルでの味覚

感受性には性差はないか，あってもわずかなものと考えられる。

一方，ヒトや動物の味覚嗜好性には性差が認められる。脳内で，末梢からの味覚情報を処理して，おいしさや食行動の発現に至る過程で性差が生まれると考えられる。筆者らのラットについての実験によると，メスはオスに比べて，ショ糖やサッカリンの甘味溶液，薄い食塩水，油を有意に好む。おいしさ発現に関わる脳内物質であるβ-エンドルフィンや女性ホルモンなどの関与が考えられるが，脳のメカニズムの詳細は今後の研究に待たなければならない。

4. 種　差

動物種により味覚感受性は異なる。これは，各動物が独自の食環境と食生活を通じて長い進化の過程で獲得した遺伝性のものである。味覚感受性は，味物質と結合する味覚受容体の種類とその発現の程度に依存する。甘味物質に対する感受性についてみると，動物間で大きく異なることがわかる。表5-2の縦に下等な動物から高等な動物の順に並べ，横に甘味アミノ酸，単糖類，二糖類，人工甘味料，甘味タンパク質の順に並べると，大腸菌などのバクテリアでは甘味アミノ酸や単糖類にしか感受性をもたないのに対し，日本ザルやヒトでは記載のすべての甘味物質に感受性をもつといったように，受容体の性質も多様な甘味物質に応じるように進化していることがわかる。

興味深いのは，ネコがショ糖に対して低い感受性を示し，サッカリンを嫌うことである。哺乳動物の甘味受容体はT1R2とT1R3のヘテロダイマーから成るが，ネコではT1R2に変異があって十分機能していないことが示されている[11]。サッカリンは甘味と苦味を生じるので，甘味を感じないネコでは苦味のみを感じ，そのためサッカリンを嫌うものと考えられる。しかし，肉食獣のネコでは，うま味受容体は十分機能していて，肉の成分であるアミノ酸にはよく反応する。

表5-2には示していないが，ネコと反対なのが，ジャイアントパンダである。パンダは肉食獣でありながら，笹や竹を主食にすることが知られている。うま味受容体はT1R1とT1R3のヘテロダイマーであるが，パンダではT1R1

が機能不全であることが示されていて，肉のうま味がわからないと考えられる[12]。生息地に多い竹を食べるようになり，腸内微生物がそれを分解し，パンダはその産物から栄養を得ているのである。

表5-2　甘味物質に対する動物差

動物	アラニン，グリシン，D-トリプトファン等の甘味アミノ酸	グルコース，ガラクトース，フルクトース	ショ糖	サッカリン	アスパルテーム（甘味ペプチド）
バクテリア	○	○	—	—	—
ハエ・ミツバチ	○	○	○	—	—
魚類	○		—		
ウサギ	○	○	○	○	
ブタ	○			○	
ラット	○	○	○	○	—
ハムスター	○		○	○	—
ネコ	○	△	△	×	
イヌ	○	○	○	×	
リスザルなどの新世界ザル	○	○	○	○	○
アカゲザル・日本ザルなどの旧世界ザル	○	○	○	○	○
ヒト	○	○	○	○	○

○は好む，△はやや好む，×は嫌う，—は味を感じていない，空欄は調べられていない。
出典）林由佳子／日本味と匂学会編：味のなんでも小事典．講談社，2004，p.109．

引用文献

1) 山野善正,山口静子編:おいしさの科学.朝倉書店,1994,p.100.
2) Green BG, Frankmann SP: The effect of cooling the tongue on the perceived intensity of taste. *Chem Senses*, 1987; **12**; 609-619.
3) Cruz A, Green B: Thermal stimulation of taste. *Nature*, 2000; **403**; 889-892.
4) 小林三智子:舌部位における味覚感受性の違い.日本官能評価誌,2008;**12**;77-82.
5) Collings VB: Human taste response as a function of stimulation on the tongue and soft palate. *Perception Psychophysics*, 1974; **16**; 169-174.
6) 丸山郁子,山口静子:うま味の感受性部位と呈味特性.日本味と匂誌,1994;**1**;320-323.
7) Hall MJ, Bartoshuk L, Cain WS, *et al.*: PTC taste blindness and the taste of caffeine, *Nature*, 1975; **253**; 442-443.
8) Bartoshuk LM, Duffy VB, Miller IJ: PTC/PROP tasting: anatomy, psychophysics, and sex effects. *Physiol Behav*, 1994; **56**; 1165-1171.
9) Yeomans MR, Tepper BJ, Rietzschel J, *et al.*: Human hedonic responses to sweetness: Role of taste genetics and anatomy. *Physiol Behav*, 2007; **91**; 264-273.
10) Yoshinaka M, Ikebe K, Uota M, *et al.*: Age and sex differences in the taste sensitivity of young adult, young-old and old-old Japanese. *Geriatr Gerontol, Int*, 2015; doi; 10.1111/ggi.12638.
11) Li X, Li W, Wang H, *et al.*: Pseudogenization of a sweet-receptor gene accounts for cats' indifference toward sugar. *PLoS Genet*, 2005; **1**; 27-35.
12) Li R, Fan W, Tian G, *et al.*: The sequence and de novo assembly of the giant panda genome. *Nature*, 2010; **463**; 311-317.

講義室でできる簡単な実習②：閾値の測定

　筆者の授業では，講義室で簡便に閾値を調べるため，参考図のような方法を用いています。

●事前に用意するもの

　味溶液，10mLのプラスチックカップ，ミネラルウオーターのペットボトル，吐き出し用の紙コップ，紙コップがいっぱいになったときに中身を捨てるためのバケツ

●方　法

　図に示すように，自分自身で溶液を2倍ずつ希釈していき，その都度味わって記録紙に記載していく。

●結果（参考）

　33人の学生につき，クエン酸の検知閾と認知閾の平均値はそれぞれ0.0068%，0.022%であった。この記入例では，検知閾は0.0039%，認知閾は0.016%である。

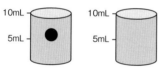

参考図　講義室で簡便にできる味覚閾値測定法

①黒マークカップにクエン酸溶液5mLを入れる。マークなしカップに水5mLを入れる。両カップの量が同じであることを確認する。
②黒マークカップにマークなしカップの水を全部入れる→10mLになる。
③両カップに②を均等に分ける→5mLずつになる。
④マークなしカップの液体を一気に全部口に入れる(吐き出しても飲み込んでもいい)。うがいをして味が残らないようにする。
⑤評価用紙に記入する。
⑥マークなしカップに水5mL入れ，両カップの量が同じになるようにする。

同じ作業を繰り返し，倍々に希釈していき，味わって評価する。

記録紙（記入例）

1/2倍希釈（ *0.25* ）%
（　）水と同じ，（　）水とは違うが味質は不明，
（✓）味質がわかる｛とてもすっぱい｝
1/4倍希釈（ *0.125* ）%
（　）水と同じ，（　）水とは違うが味質は不明，
（✓）味質がわかる｛　すっぱい　｝
1/8倍希釈（ *0.0625* ）%
（　）水と同じ，（　）水とは違うが味質は不明，
（✓）味質がわかる｛　すっぱい　｝
1/16倍希釈（ *0.031* ）%
（　）水と同じ，（　）水とは違うが味質は不明，
（✓）味質がわかる｛　すっぱい　｝
1/32倍希釈（ *0.016* ）%
（　）水と同じ，（　）水とは違うが味質は不明，
（✓）味質がわかる｛少しすっぱい｝
1/64倍希釈（ *0.0078* ）%
（　）水と同じ，（✓）水とは違うが味質は不明，
（　）味質がわかる｛　　　　　　｝
1/128倍希釈（ *0.0039* ）%
（　）水と同じ，（✓）水とは違うが味質は不明，
（　）味質がわかる｛　　　　　　｝
1/256倍希釈（ *0.0020* ）%
（✓）水と同じ，（　）水とは違うが味質は不明，
（　）味質がわかる｛　　　　　　｝

※原液：0.5%クエン酸溶液

第6章 味を変える物質

 ある物質を口にしたあとの影響で、別の物質の本来の味が減弱したり、別の味に変化することがある。味を変える物質を、味覚修飾物質（taste modifier）という。本章ではそのような味覚修飾物質を紹介し、その作用機序を考えてみたい。

1. 甘味を抑制する物質

 甘味物質には、ショ糖（スクロース）、フルクトース（果糖）など種々の糖類、スクラロースのような糖誘導体、ソルビトールのような糖アルコール、グリシンやアラニンなどのアミノ酸、フェニルアラニンとアスパラギン酸のジペプチドであるアスパルテーム、サッカリンやサイクラメートなどの人工合成物質、天然甘味物質のステビオサイド、モネリンやソーマティンやリゾチームなどのタンパク質など多くの種類が存在する。甘味を生じる物質はまさに多種多様で、まったくカテゴリーの違う化学物質が甘味を生じる。すべてが同じ質の甘味を示すのではなく、物質によって苦味が混じった甘味、くせのある甘味、あっさりした甘味、持続性のある甘味など多様である。
 多種類の甘味物質の分子構造上に何らかの共通的な特徴があるはずだという観点から、いろいろな考え方が提唱されてきたが、1967年に甘味物質の共通の性質として、2.4〜4オングストロームの間隔で、水素供与基（AH）と水素受容基（B）を有することが示された（図6-1）。生体側の受容体にも存在するこのようなAHとBとの間で、甘味物質は水素結合するものと考えられている。

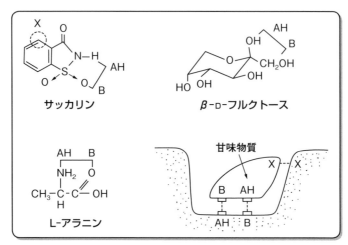

図6-1　甘味物質の分子構造の共通性と甘味受容体との結合

水素供与基（AH）と水素受容基（B）との距離は約3オングストローム（0.3nm）。Xは疎水基。
出典）Shallenberger RS, Acree TE: Molecular theory of sweet taste. *Nature*, 1967; **216**; 480-482.

（1）ギムネマ酸

　我々は一時的に，容易に甘味のない世界を体験をすることができる。健康茶として販売されているギムネマ茶がある。有効成分であるギムネマ酸が小腸粘膜からの糖の吸収を阻害するため，糖分を摂取してもエネルギーにならず，血糖値も上昇しないので，ダイエット目的や，糖尿病の人にも有効とされている。

　ところが，ギムネマ茶を30秒から1分間，口に含んだままにすれば，その後しばらくの間，甘味がまったく感じられないという不思議が現象が起こる。ショ糖を口に入れるとザラザラと砂を噛むような感じになる。ようかんを食べてもまったく甘味がないから，薄い塩味と無気味な食感だけを感じる。ギムネマ茶に含まれるギムネマ酸が口腔内の味細胞に存在する甘味受容体に強固に結合する結果，糖などの甘味物質に対する結合を阻害してしまうのである[1]。

　ギムネマ酸は，インドと西アフリカ原産の植物 *Gymnema sylvestre*（ガガイモ科）の葉から抽出したトリテルペンにD-グルクロン酸の結合した配糖体であ

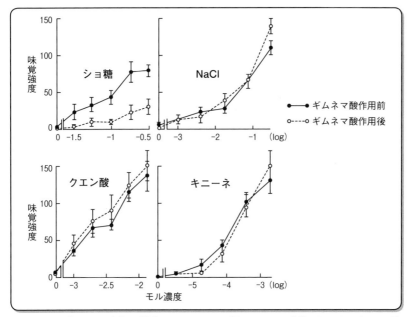

図6-2 ギムネマ酸作用前後におけるショ糖（甘味），食塩（塩味），クエン酸（酸味），キニーネ（苦味）の感覚強度
ショ糖に対してのみ大きな抑制効果がみられる。9人の被験者の平均値±SE。
出典）Bartoshuk LM: Taste illusions: some demonstrations. *Ann New York Acad Sci*, 1974; **237**; 279-285.

る。ギムネマ酸を舌に作用させて約30秒後に，ショ糖をはじめとする種々の物質の甘味を一様に抑制するが，他の味には影響を及ぼさない（図6-2）。インドに赴任していたイギリス人将校のエドガーワースは，この植物の葉を噛んだあとに紅茶を飲むと，紅茶の香りは変化しなかったが，紅茶に入れたショ糖の甘味がまったく感じないことに気づき，1847年に報告している。

ギムネマ酸による甘味抑制の効果はチンパンジーやヒトにおいてのみ生じるが，*Gymnema sylvestre* の葉からラットやマウスなど下等哺乳類の甘味応答のみを選択的に抑制するグルマリン（gurmarin）というペプチドが抽出されている[2]。ギムネマ酸と異なり，この物質はヒトの甘味には抑制効果がない。

（2）ジジフィン

　ジジフィンは，ナツメ *Ziziphus jujuba*（クロウメモドキ科）の葉から抽出した配糖体である。ジジフィンは，塩味，酸味，苦味，うま味に対してはまったく影響を与えずに，ショ糖，グルコース（ブドウ糖），フルクトース，ステビオシド，ジヒドロカルコン，アスパルテーム，グリシンなどテストに用いたすべての甘味物質の甘味を抑制する。

（3）ホダルシン

　ホダルシンは，ケンポナシ *Hovenia dulcis*（クロウメモドキ科）の葉に存在し，ギムネマ酸やジジフィンと類似の配糖体である。食塩の塩味，クエン酸の酸味，キニーネの苦味には影響を及ぼさず，ショ糖の甘味を選択的に抑制する。

（4）ラクチゾール

　ラクチゾールは，±2-(4-methoxyphenoxy) propionic acidのナトリウム塩である。甘味物質にラクチゾールを混合して味わうと，ショ糖，フルクトース，グルコース，ステビオシド，アリテーム，アスパルテーム，アセトサルファム，サッカリン，マンニトール，ソルビトールの甘味を抑制するが，グリチルリチン，ネオヘスペリジンジヒドロカルコン，タウマチンの3甘味物質には影響がない。ラクチゾールは，ヒトの甘味受容体であるT1R2とT1R3のヘテロダイマーのT1R3の膜貫通部の4つの残基に結合し（図7-1参照），甘味受容体が活性型に移行することを妨害することにより，その甘味抑制作用を発揮する。ラクチゾールのこの効果は，ラットなどのげっ歯類には生じない。

（5）硫酸亜鉛

　硫酸亜鉛（$ZnSO_4$）は，濃度依存的にショ糖，グルコース，フルクトース，アスパルテーム，サッカリン，アセトサルファム，ソルビトール，スクラロース，ネオヘスペリジンジヒドロカルコン，ステビオシド，タウマチンなどの甘味を最大80％抑制する。硫酸亜鉛は，塩味，酸味，うま味には影響を及ぼさ

ないが，苦味を抑制する。Znイオンは容易にタンパク質と結合するので，甘味受容体であるT1R2/T1R3に結合し，その構造を変え，多くの甘味物質の結合を妨げるものと考えられる。味覚神経応答でみる限り，Znや銅（Cu）などの重金属イオンは，ラットなどげっ歯類の甘味応答を抑制する[3]。

(6) リボフラビン結合タンパク質 (RBP)

卵白中に存在するRBPに，強い甘味抑制作用がある。特徴的なことは，リゾチーム，タウマチン，モネリンといったタンパク質性甘味物質の甘味のみをほぼ完全に抑え，それ以外の甘味物質に対する甘味には何ら影響を及ぼさないことである。

2. 塩味を抑制する物質

塩味は，食塩などに含まれるナトリウム（Na）イオンが味細胞の表面膜にあるチャネルを通過することによって生じる。第4章で述べたように，アミロライド感受性の上皮性Naチャネル（ENaC）がその受容体と考えられている。このENaCは，細胞膜を2回貫通する構造をもった4つのメンバー（2つのαサブユニットと1つずつのβとγサブユニット）から構成されている。種々の上皮細胞膜でのNaイオンの輸送をブロックするアミロライドの作用で，各種の動物のNa塩に対する味覚神経応答が強く抑制される。ヒトではアミロライドの作用で，多かれ少なかれ塩味の抑制や味質の変化が生じる。

基本味の1つである塩味を生じるのは，食塩である。図6-3にマウスの行動実験を示す。食塩濃度を上げていくと，250mMをピークとして嗜好性が低下し，摂取を拒否するようになる。ところが，遺伝子操作により酸味と苦味の受容体を欠落させたマウスは，高濃度にしても嗜好性は上昇を続ける。この結果から，塩味は決して単一の味ではなく，少なくとも2つの要素から成り立っていることが示唆される。1つは，ENaCによる味であり，好ましい塩味の側面を担っているのに対し，もう1つは，酸味と苦味の受容体を刺激するまずい味の側面である。すなわち，アミロライドでENaCの働きを止めると，好まし

第6章 味を変える物質

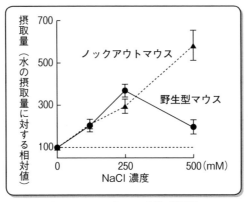

図6-3 マウスの食塩嗜好性

正常マウス（●）では250mMまでは摂取量が増加するが，それ以上の濃度では減少する。遺伝子操作により酸味と苦味が感じられないマウス（▲）は高濃度でも摂取量が増加する。高濃度食塩水の嫌悪性は酸味と苦味の受容体が関与することを示している。

出典）Oka Y, Butnaru M, von Buchholtz L, *et al*.: High salt recruits aversive taste pathways. *Nature*, 2013; **494**; 472-475.

い塩味は減弱し，まずい味のほうは残るため，嫌な味に変化したように感じるのである。

3．酸味を甘味に変える物質

（1）ミラクリン（ミラクルフルーツに含まれる物質）

1）ミラクルフルーツの作用

　すっぱいはずのレモンを口に含んだらオレンジのように甘くなったり，酢をなめたら砂糖水のように甘かったりすれば，驚かない人はいないだろう。このような手品みたいな話が現実に起こるためには，やはりタネが必要である。それは，アフリカのナイジェリア原産の木（*Richadella dulcifica*）になる赤い実である。グミのような形の実の中には比較的大きな種が入っているが，手品のタネはこの種ではなく，果肉にある。果肉を噛みつぶし2〜3分間口に含んだ後，レモンや酢，梅干など本来はすっぱい味のするものを口に含むと，それらはすべて甘い味に変わってしまう（図6-4-A）。実際には，効きの悪い人，甘

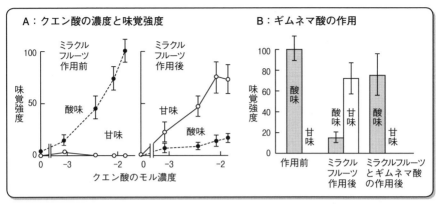

図6-4 ミラクルフルーツ作用前後におけるクエン酸の酸味強度と甘味強度
A：クエン酸の濃度を変えた場合。B：クエン酸の濃度は13mMに固定。ミラクルフルーツ作用中にギムネマ酸を作用させると甘味が消え，酸味が戻ることを示す。9人の被験者の平均値±SE。
出典：Bartoshuk LM: Taste illusions: some demonstrations. Ann New York Acad Sci, 1974; 237; 279-285.

ずっぱく感じる人など効き方に個人差がある。

アフリカの原住民はこの果実の作用を知っていて，すっぱくて飲めないヤシでつくった酒を飲むとき，この果実を口に含んでから飲むといったように，実用化しているらしい。このように，奇跡ともいえる作用を有するこの果実に対し，文字通りミラクルフルーツ（miracle fruit）という名がつけられている。

2）酸味を甘味に変えるメカニズム

この果肉の中に含まれているミラクリン（miraculin）という名のタンパク質が，味を変えるカギを握っている。ミラクルフルーツの果肉を口に含んでいる間に，ミラクリンが味細胞表面膜の甘味受容部位に結合するが，受容体を活性化するポイントとは若干ずれているので，この時点では甘味が生じていない。さてこの状態のとき，すっぱいもの，すなわち水素イオン（H^+）がやってくると，酸性の環境下でミラクリンはその形をやや変えるために，ホットスポットとぴったり結合するようになるのである（図6-5）。このようにして酸の刺激で甘味が発現すると考えられるが，なぜ酸味が消えるのだろうか。

実は，味細胞レベルでは酸の情報は消えるとは考えられない。事実，ヒトと

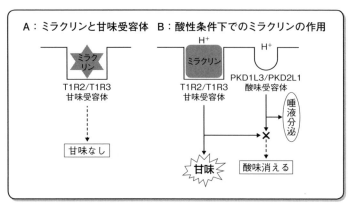

図6-5 酸味を甘味に変えるミラクルフルーツ（ミラクリン）の作用機序の模式図

A：ミラクリンは甘味受容体に結合するが，不活性型であり有効に刺激できない。B：酸性条件下では活性型になり甘味受容体を刺激する。水素イオン（H⁺）は酸味受容体を刺激するが，脳内伝導路の途中で酸味情報は抑制される。

同じようにミラクルフルーツが有効であるサルの味神経の応答を調べると，甘味の情報とともに酸味の情報も脳に送られている。また，ミラクルフルーツの効果が持続しているときに，ギムネマ酸を作用させると，甘味は消えて再び酸味に戻る（図6-4-B）。つまり，ミラクルフルーツの作用は，酸味を消して甘味に変えるのではなく，甘味が付け加わって酸味が減弱すると考えられる。図6-5にミラクルフルーツの作用メカニズムを模式的に示すが，脳における情報処理の中で甘味情報が酸味情報を抑制すると考えざるを得ない[4]。

以上まとめると，ミラクルフルーツの存在下で酸の刺激により強い甘味が添加されるとともに，その甘味が酸味を抑制するため，すっぱいはずのレモンの味がオレンジのような甘い味に変わるのである。

（2）ネオクリン

このように興味深い作用をもつミラクルフルーツの栽培を日本で最初に成功させ，世界に先駆けてミラクリンの構造の解明に成功したのは，栗原良枝（元横浜国立大学名誉教授）である。栗原は，ミラクリンと似た作用をもつ物質をマ

レーシア原産のユリ科の植物クルクリゴ (*Curculigo latifolia*) の実 (ラッキョウのような形をした白い実) に見いだした。その構造は，2本のポリペプチドからなる糖を含まないタンパク質であることを報告し，クルクリンと命名した[5]。

その後，阿部啓子 (東京大学名誉教授) らは，より正確な解析を行い，糖鎖を含む酸性のポリペプチドと塩基性のポリペプチドが2つのシステイン残基で連結されている構造であることを見いだし，ネオクリンと命名した。ネオクリンを口に含むと最初は甘いがしばらくするとその甘味が消えるという点が，初めから無味であるミラクリンと異なるところである。その作用のしくみは，酸性条件下で構造変化を起こし，活性型となって甘味受容体を有効に刺激するという意味で，ミラクリンの作用と基本的には同じである[6]。

4. オレンジジュースをまずくする物質

歯を磨いたあとすぐにオレンジジュースを飲むとまずく感じる。これは，歯磨き剤に含まれる界面活性剤の作用による。歯を磨くと泡が出るのは，洗剤として働く硫酸ラウリルナトリウムのような界面活性剤が存在するからであるが，まずくするという副作用をもつ。

界面活性剤が味細胞膜に作用すると，すべての味の感度が若干下がる。最も特徴的なのは，ジュースに含まれているクエン酸がもつやや弱い苦味成分が大きく増強されるということである (図6-6)。つまり，歯を磨いたあとは甘味や酸味がやや弱まるとともに苦味が強くなるため，本来のジュースと異なるまずい味に変化してしまうのである。したがって，副作用の少ない界面活性剤を使った歯磨き剤を使えば，味の変化を防ぐことができる。

5. 苦味を抑制する物質

リン脂質の一種であるホスファチジン酸を含有するリポタンパク質を舌に作用させたり，苦味物質に混ぜたりすると，苦味だけを選択的に抑制する[7]。苦味物質そのものがリポタンパク質に吸着されることも考えられるが，受容体レベルで苦味の受容を妨げるマスキング効果によるものと考えられている。医薬

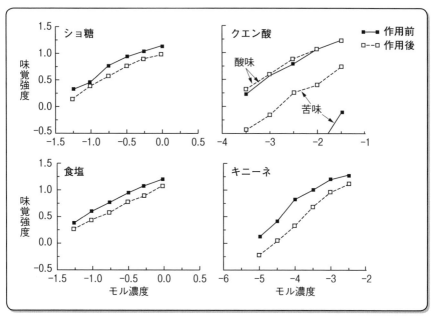

図6-6 歯磨き剤に含まれる界面活性剤(硫酸ラウリルナトリウム)の味覚に及ぼす影響
出典) Bartoshuk LM: Clinical psychophysics of taste. *Gerodontics*, 1988; **4**: 249-255.

品の分野で，顆粒剤の表面にコーティングして苦味を軽減させたり，健康食品，菓子類などの苦味をなくしたりする目的で応用されている。

6．その他の味覚修飾物質

朝鮮あざみ（artichoke）を食べたあとで水を飲むと，水が甘く感じられる人がいる。この際の甘味誘導に関与する物質はシナリンとクロロゲン酸のカリウム塩である。クロロゲン酸はアスパラガスや種々の植物に含まれているので，アスパラガスを食べたあとで水を甘く感じることもある。

マレーシア産の植物 *Staurogyne merguensis* Kuntze（キツネノマゴ科）の葉にはラムノース，キシロース，グルクロン酸を含むトリテルペン配糖体ストロジン（staurogyne）が含まれていて甘味を呈する。この物質には水を甘くする作用もある。類似の構造でありながら，先に述べたギムネマ酸には甘味抑制作

用，ストロジンには甘味活性作用がある。

引用文献

1) Sanematsu K, Kusakabe Y, Shigemura N, *et al*.: Molecular mechanisms for sweet-suppressing effect of gymnemic acids. *J Biol Chem*, 2014; **289**; 25711-25720.
2) Miyasaka A, Imoto T: Electrophysiological characterization of the inhibitory effect of a novel peptide gurmarin on the sweet taste response in rats. *Brain Res*, 1995; **676**; 63-68.
3) Yamamoto T, Kawamura Y: A neurophysiological study on the taste of cupric ions. *Jpn J Physiol*, 1971; **21**; 359-374.
4) Yamamoto T, Nagai H, Takahashi K, *et al*.: Cortical representation of taste-modifying action of miracle fruit in humans. *NeuroImage*, 2006; **33**; 1145-1151.
5) Yamashita H, Theerasilp S, Aiuchi T, *et al*.: Purification and complete amino acid sequence of a new type of sweet protein with taste modifying activity, Curuculin. *J Biol Chem*, 1990; **265**; 15770-15775.
6) Nakajima K, Morita Y, Koizumi A, *et al*.: Acid-induced sweetness of neoculin is ascribed to its pH-dependent agonistic-antagonistic interaction with human sweet taste receptor. *FASEB J*, 2008; **22**; 2323-2330.
7) 桂木能久：苦味だけを選択的に抑制するリン脂質．化学と生物，1997；**35**；491-495.

第7章 味の相互作用と合成

1. 味と色の違い

　赤，青，緑の3色の光の混ぜ合わせ方により，さまざまな色が生まれる。例えば，赤と緑を等量混ぜれば黄色となり，赤と青の混合で紫になる。このようなことから，この3つの色を光の3原色とよんでいる。色は光の波長によって決まるので，これら3つのもつ基本的な波長を混合して別の波長をつくれば，その波長固有の色ができ上がるのである。もし，味にも原色に相当する原味があれば，それらを適当に組み合わせることにより，いろいろな味を自在につくり出せるはずである。しかし，光の3原色という意味での原味はない。色と味の基本的な違いは，色が波長という1つの尺度（ものさし）の上でつくられるのに対して，味にはそのような尺度が存在しないからである。

　例えば，レモンに砂糖を混ぜると，甘酸っぱくなるだけで，決してまったく別の味ができ上がるわけではない。あたかも，バイオリンとピアノを同時に奏でたとき，まったく別の音が生まれるわけではなく，バイオリンとピアノの音が独立して聞こえてくることに似ている。オーケストラを聴くと個々の楽器のパーツは区別しにくい一体感のある響きになるが，味の場合も同じで，多様な食材と複雑な味付けをした料理になれば，個々の味の区別はできなくなる。これは多くの要素が混じり合って識別できない状態になっているからである。色のように，決して混合したものが融合して別のものに変わることはない。

　味を受け取る味蕾の中の味細胞は，甘味・うま味・塩味・酸味・苦味の5つの味を有する物質と選択的に結合する受容体をもっている。しかも，細胞ごとにどの受容体をもつのかが決まっている。これらの受容体からの情報は1つの尺度には乗らないという意味で別々の独立したものであり，官能評価法によっ

てもこれら5つの味は互いに独立した別の味であることが証明されている。したがって、それぞれの味を混ぜ合わせても別の味をつくり出すことができないので、これら5つの味を「5原味」ではなく、「5基本味」とよぶのである。

2. 味の相互作用

(1) 順　　応

　順応（adaptation）とは、刺激を受け続けている間に感覚が弱くなっていく現象のことである。感覚の中で、痛覚は最も順応が遅く、痛み刺激を受けている間痛みが持続する。嗅覚は順応が最も早く、最初感じたにおいがすぐに消えてしまうことは日常よく経験することである。

　味については、うま味は順応が遅く、後味として長く持続する。酸味は順応が比較的早いが、これは味細胞の性質としての順応ではなく、唾液の緩衝作用で水素イオン濃度が減少することによる効果が大きい。

　味の順応は、味物質が受容体を持続的に刺激することにより生じる。特に、

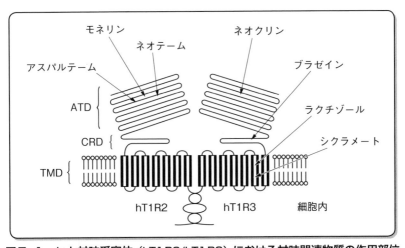

図7-1　ヒト甘味受容体（hT1R2/hT1R3）における甘味関連物質の作用部位
ATD（amino terminal domain）：N末端ドメイン，CRD（cysteine-rich domain）：システインリッチドメイン，TMD（transmembrane domain）：膜貫通ドメイン。
出典）阿部啓子，山本　隆，的場輝佳ほか：食と味覚．建帛社，2008，p.24．を一部改変

甘味，うま味，苦味の受容体には，味物質が結合する部位（サイト）があり，Aという物質を味わっているとき，同じ受容部位に結合するBという物質で刺激してもBの味は生じないことになる。この現象を交差順応（cross adaptation）という。この現象を利用して，種々の物質に対する結合サイトが同じか異なるかを調べることができる。近年の分子生物学的研究から，図7-1に示すように，各種甘味物質の結合サイトが異なることがわかっている。

（2）増強効果

異なった味の溶液を混合すると，融合されて別の味になることはないが，組合せの種類によって互いに強め合ったり，弱め合ったり，相互作用が生じる（表7-1）。増強効果には「対比効果」と「相乗効果」がある。

1）対比効果

味の対比（contrast）とは，別の味の影響で本来の味がより際立つようになる，すなわち，コントラストがつくという概念である。次の2つの対比がある。

①同時的対比：ある味を味わっているときに別の味が加わると，単独のときより強く感じること。

②継時的対比：ある味を味わったあとで別の味を味わうと，前の味の影響を受けること。

例えば，実際の食生活場面で，「隠し味」として食塩を少々加えることにより，汁粉の甘味が強くなったり，だしのうま味が強くなったりするのは，同時的対比である。飴をなめてから甘酸っぱい果物を食べると酸味がより強く感じ

表7-1　味の相互作用のまとめ

増強効果	対比効果	同時的：甘味に少量の塩味 ⇒ 甘味の増強 継続的：酸味や苦味のあと ⇒ 水が甘い
	相乗効果	昆布のうま味＋カツオのうま味 ⇒ 1＋1≫2
抑制効果	遮蔽効果 （マスキング）	コーヒーに砂糖 ⇒ 苦味が減弱
	相殺効果	酸味＋砂糖 ⇒ ともに減弱

られるのは，継時的対比である．酸味や苦味のあとで水が甘く，甘味のあとでは水が苦くなる現象も継時的対比と考えられるが，この場合は，味のないはずの水に味があるように感じるので，「変調効果」ともいわれる．第6章で述べたように，ミラクルフルーツを食べたあとに酸味が甘味に変化する現象は，変調効果の典型である．

2）相乗効果

相乗効果とは，1 + 1 = 2の「相加効果」ではなく，2以上に増強される場合をいう．同一の味質で生じやすく，例えば，甘味受容体の異なるサイトに結合するシクラメートとスクラロースや，サッカリンとアラニンの混合液で甘味が相乗的に増強される．また，第8章で述べるが，アミノ酸系のうま味物質（グルタミン酸ナトリウム：MSG）と核酸系のうま味物質（イノシン酸ナトリウム：IMP，グアニル酸ナトリウム）を混合すると，うま味の強度が7～8倍に増強される現象がよく知られている．これは，核酸系の物質の存在下でグルタミン酸の刺激効果が大きく増強される，うま味受容体レベルで生じる現象である．

なお，うま味の相乗効果は，山口[1]によると次式で説明できるとしている．

$$y = u + 1200 \times u \times v$$

u，vはMSGとIMPの混合溶液におけるそれぞれの濃度（%），yは混合溶液のうま味の強さに相当するMSG単独溶液の濃度（%）である．例えば，0.02%のMSGと0.02%のIMPから成る混合溶液は0.5% MSG単独溶液と等価となり，濃度に換算して12.5倍にうま味が強められたことになる．相乗効果の大きさは，濃度と配合比によって異なる．しかし，実際の官能評価で出される相乗効果の大きさは7～8倍である．これは感覚の強さが濃度の対数に比例することが，その理由の1つである（第5章，図5-1参照）．

（3）抑制効果

抑制効果には，「遮蔽効果（マスキング）」と「相殺効果」がある．

遮蔽効果は，苦いコーヒーに砂糖などの甘味を加えると，苦味が弱められるように，一方の味刺激で別の味の強さが抑えられる現象である．酸味の強い夏

みかんに砂糖をふりかけて酸味を弱める場合や，酸味の強い酢の物に砂糖を入れたり，食塩を加えて酸味を弱めたりする場合も遮蔽効果といえよう。これらは，苦味や酸味の不快な味を抑えて摂取しやすくすることが目的であるから遮蔽効果というが，実際には一方向きの抑制効果というより，互いの味が弱められる相殺効果になっている場合が多い。酸味と甘味を混合した溶液の味の評価をすれば，互いの味が弱められていることがすぐにわかる。

厳密な意味での遮蔽効果は，ギムネマ酸の作用で甘味受容体の働きがブロックされたような場合である（第6章参照）。

（4）味溶液の相互作用

味溶液の相互作用による増強効果や抑制効果は，用いる味の質に依存するが，溶液の濃度の影響も大きい。例えば，ショ糖（スクロース）に少量の食塩を混ぜると対比効果が生じるが，濃度を上げると抑制効果に変わる（図7-2）。

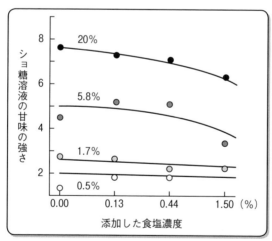

図7-2　ショ糖溶液に食塩を加えたときの甘味の強さの変化

濃度0.5%，1.7%，5.8%，20%のショ糖溶液に，0.13%，0.44%，1.50%の3段階の濃度の食塩を加えたときの甘味の強さの変化。左端のプロットは食塩を加えなかったときの甘味の強さ。5.8%のショ糖溶液に対して，低濃度の食塩は甘味を強めるが，高濃度になると甘味を弱める。
出典）Kamen JM, Pilgrim FJ, Gutman NJ, *et al*.: Interactions of suprathreshold taste stimuli. *J Exp Psychol*, 1961; **62**; 348-356.

3. 味の合成

(1) カニ, ホタテガイ, ウニの味

種々の海産物の成分分析の結果をもとに, 味の合成について考えてみよう。

1) カニのおいしさ

カニのおいしい味の本体を探るため, オスのズワイガニの脚肉から熱湯で抽出したエキスを分析すると, 表7-2Aに示すように, 44種類の化学物質が得られる[2]。カニの味を再現するためには, この44種類の純品の化学物質を必要量混ぜ合わせれば合成可能である。しかし, カニ味に寄与しない成分もあるはずで, そのような物質を取り去り, 寄与率の高い成分だけを慎重に選んで単純化すると, 表7-2Bに示すように, 合成エキスとして7種類の物質とその至適濃度が得られた[2]。

7つの成分のうちいずれか1つを除いて官能評価をする「オミッションテスト」により, 各成分の重要性が理解できる[2]。

- グリシン：カニ肉に豊富に含まれ, 甘味づけに重要であり, うま味を強く感じさせる働きもある。
- アラニン：作用は弱いが, グリシンと似た呈味効果をもつ。
- アルギニン：単独では苦味を呈するアミノ酸であるが, この合成エキスには苦味がほとんど感じられず, うま味を増強し, コクや総合的なおいしさに重要である。
- グルタミン酸, イノシン酸：相乗効果をひき起こすことにより, うま味を増強, 甘味を強く感じさせ, コクを強め, 総合的なおいしさをもたらす。
- 塩化ナトリウム（食塩）：きわめて重要で, これを除くと, 甘味, うま味, コク, 総合的なおいしさ, すべてが大きく低下してしまう。
- リン酸カリウム：食塩ほどではないが, 類似の作用を示す。

2) ホタテガイ, ウニのおいしさ

ホタテガイの貝柱の味を出す単純化したエキス成分は, 表7-2Bに示すように, カニのエキス成分とよく似ている[2]。イノシン酸の代わりにアデニル酸

表7-2　ズワイガニ，ホタテガイのエキス成分の組成　　(mg/100mL)

A：ズワイガニ熱湯抽出液中のエキス成分の組成					
タウリン	243	フェニルアラニン	17	イノシン	13
アスパラギン酸	10	オルニチン	1	グアニン	1
スレオニン	14	リジン	25	シトシン	1
セリン	14	ヒスチジン	8	グリシンベタイン	357
サルコシン	77	τ-メチルヒスチジン	3	トリメチルアミンオキシド	338
プロリン	327	トリプトファン	10		
グルタミン酸	19	アルギニン	579	ホマリン	63
グリシン	623	シチジル酸	6	乳酸	100
アラニン	187	アデニル酸	32	コハク酸	9
γ-アミノ-n-酪酸	2	グアニル酸	4	グルコース	17
バリン	30	イノシン酸	5	リボース	4
メチオニン	19	アデノシン二リン酸	7	NaCl	259
イソロイシン	29	アデニン	1	KCl	376
ロイシン	30	アデノシン	26	NaH_2PO_4	83
チロシン	19	ヒポキサンチン	7	Na_2HPO_4	226

B：単純化した合成エキスの組成			
ズワイガニ		ホタテガイ	
グリシン	600	グリシン	1,925
アラニン	200	アラニン	256
アルギニン	600	アルギニン	323
グルタミン酸ナトリウム（MSG）	30	グルタミン酸ナトリウム（MSG）	179
イノシン酸ナトリウム（IMP）	20	アデニル酸ナトリウム（AMP）	195
塩化ナトリウム（NaCl）	500	塩化ナトリウム（NaCl）	71
リン酸カリウム（K_2HPO_4）	400	塩化カリウム（KCl）	109
		水酸化カリウム（KOH）	232

出典）鴻巣章二，渡辺勝子／河村洋二郎，木村修一編：水産物の味の秘密を探る．うま味—味の再発見．女子栄養大学出版部，1987，pp.140-171．

が入り，無機イオンとしてカリウムイオンが入っている点が異なるだけである．

　ウニの中でも最もおいしいとされるバフンウニを，同様の手法でウニの味を生じるエキス成分を求めると，グリシン，アラニン，グルタミン酸，バリン，

メチオニンの5種のアミノ酸と,イノシン酸,グアニル酸の2種の核酸関連物質の計7種の物質が同定された[2]。これらの物質を混ぜ合わせると,味は薄いが味の質はウニの味によく似ているという。メチオニンは苦味アミノ酸として知られるが,ウニ独特の味をつくるのに必須の物質であることがオミッションテストの結果明らかになった。

なお,魚をはじめとする水産物のおいしさ全般については,坂口[3]による興味深い総説を参照してほしい。

(2) 5基本味で複雑な味が出せるのか
1) 味質,他の味との相互作用の重要性

カニやウニの甘味(グリシンやアラニン)を,基本味としての代表的な甘味物質であるショ糖で代用し,苦味(アルギニンやメチオニン)を,代表的な苦味物質であるキニーネで代用しても,カニの味やウニの味は得られない。味質の相違や他の味との相互作用が異なるため,食材の味を再現しようとすればその食材に含まれる成分を用いなくてはならないのである。

カニとホタテの呈味エキスはほとんど同じであるが,濃度が異なる。すなわち,濃度の違いが味の質の違いを生み,特有の味の違いを出す可能性がある。また,物質によっては,異なった親和性で,5基本味の受容体のいくつかを同時に刺激したり,影響を及ぼしたりすることも考えられる。サッカリンなどの人工甘味料が甘味と苦味の受容体を刺激するように,独特の呈味性を示すアミノ酸は複数の受容体に作用する可能性がある。食塩などの無機イオンにしてもその可能性は強い。多様な味物質間の相互作用も考えれば,食べ物ごとに異なる複雑な神経応答パターンが生じ,それを脳で分析することにより,食べ物固有の呈味性が認識できると考えられる。5基本味以外の未知の味覚受容体の関与も考えられるので,そのような受容体の発見も今後の研究課題である。

2) 味覚以外の感覚

さて,筆者の授業では,カニの味のエキスを調整して,学生に事前の情報無しで味わってもらい,何の味かを答えてもらうのだが,ほとんど正解者は出な

い。海の味，磯っぽい味がすると答える学生が散見されるのは，アルギニンの効果によるものと考えられる。カニのエキスだと説明したあとで味わってもらっても，過半数はそうは思わないと答える。我々が実際にカニを食べるときは，その形状，色，香り，食感，噛みごたえなど，味覚以外の感覚も同時に情報処理しながら味わっているため，このように溶液として味わってもカニのイメージが浮かばないことが不正解の原因であろう。

さらにこれらのエキスで欠如しているのは，実物を味わっているという「天然感」である。それを克服するための１つの方法は，天然素材に含まれるグリコーゲン，水溶性タンパク質，脂質などの添加である。これらの物質の影響で，コクやとろみが増し，味全体にまとまりが出て，海産物特有の風味も感じられるようになるという[2, 3]。

（3）味覚センサ

科学的な分析技術と，厳密な官能評価法によって，カニやウニの味を限られた数の物質の混合により再現しようとする試みを述べたが，一方で，食べ物Aと食べ物Bを混ぜ合わせるだけでCという別の食べ物をつくるという試みがある。この信憑性には疑問の余地があるので，コラム記事として記したが，AとBの混合物とCの類似度を調べるために，近年，企業や研究室でよく使われている味覚センサが活用される。

１）味覚センサのしくみ

開発者の都甲（とこう）教授（九州大学）によると，味覚センサは，「脂質と可塑剤，高分子を混合してつくった脂質／高分子膜を味物質の受容部とし，対象とする味溶液に挿入することにより，５基本味（苦味，酸味，うま味，塩味，甘味）と渋味を数値化することができる」ものである（図7-3）。脂質／高分子膜（電極）は，味物質と電気的な相互作用をしたり，または吸着したりすることで，味物質の情報を電圧に変換する。脂質と可塑剤を選別し，かつこれらの割合を調整して，上記各味に特化した電極を作成することにより，個々の化学物質ではなく味そのものに応答するようにしたところに，この味覚センサの特徴がある。

3. 味の合成　75

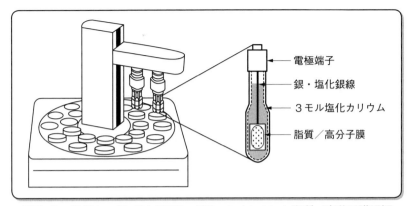

図7-3　味覚センサ（SA402B,（株）インセント）と脂質／高分子膜電極
出典）都甲　潔，山野善正　総編集：味センサ．おいしさの科学事典．朝倉書店，2003，p.140．

例えば，キニーネ，ブロムヘキシン，トリプトファンなどの苦味物質は，その分子構造にかかわらず，苦味物質として苦味の電極に応答する．図7-4に示すように，味覚センサの5基本味に対する出力は，生体の味応答（図5-2参照）とよく対応している．

各電極の出力をレーダーチャートにプロットすることにより，味溶液の応答パターンが得られる．このパターンの類似度から味の類似度が判定でき，プリン（A）としょうゆ（B）を混ぜて味わうとウニ（C）の味に近くなるという現象は，A＋Bの味のパターンは，Cの味のパターンによく似ていることから裏づけられるという[4]．

2）生体の味覚受容との違い

味覚センサは，ヒトの味覚能の基本をよく反映しているのは確かである．特に，ビール，ミネラルウォーターなどの市販品の味わいに関しては，ヒトの官能評価以上に精細な評価が可能である．

しかし，その利用に際しては，味覚センサの原理は，生体の味覚受容のしくみとは異なることを念頭に置いておくことが必要である．味覚センサは，溶液中の化学物質の状態を選択性のある電極を用いて分けて取り出すものであり，電極間の相互作用は念頭に置いていない．生体側では，味細胞間，味神経レベ

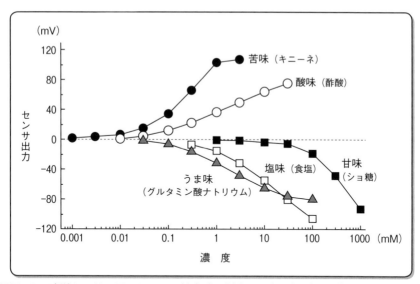

図7-4 味覚センサで用いられる5基本味に対応する各電極が示す濃度と出力の関係
出典）都甲 潔：味覚センサ．日本味と匂誌，2016；**23**；95-102．

ル，脳細胞レベルで味覚情報の相互作用がある。本章で述べた，異なった味質間での増強効果，抑制効果，カニ味のエキスに含まれるアルギニンの効果，あるいは，第6章で述べた味覚修飾作用などを味覚センサで再現することは難しいのではないだろうか。

引用文献

1) Yamaguchi S: The synergistic taste effect of monosodium glutamate and disodium 5'-inosinate. *J Food Sci*, 1967; **32**; 473-478.
2) 鴻巣章二，渡辺勝子／河村洋二郎，木村修一編：水産物の味の秘密を探る．うま味―味の再発見．女子栄養大学出版部，1987，pp.140-171．
3) 坂口守彦：あれもうまい，これもうまい水産物．水産振興，2016；**50**；1-64．
4) 都甲 潔：ハイブリッド・レシピ．飛鳥新社，2009，pp.10-149．

コラム　プリンにしょうゆで「ウニ」になる!?

　あるテレビ番組で，味覚をテーマに取り上げたいから協力してほしいというので，東京のスタジオに出向いたことがあります。いろいろな側面から味覚を取り上げた中で，アシスタントが，「プリンとしょうゆを混ぜると何の味になるでしょうか？」と質問し，メインキャスターのMさんや他の出演者が答えるという場面になりました。そして「ウニです」と正解が教えられます。私は，この場面は横から見ていたのですが，運ばれてきたものを見て驚きました。まさに，しょうゆをたっぷりかけたプリンです。本番ですから，Mさんはスプーンを手に，一口，二口食べ，ウーンをうなって，しばし絶句のあと「初めにしょうゆの味がして，次にプリンの味がするだけで，ウニの味はしない」と断言してしまいました。担当のディレクターは大慌てです。さらに，「たくあんと牛乳」，「チーズと蜂蜜」の試食となりました。前者はコーンスープ，後者は甘栗が正解とのことですが，たくあんに牛乳をかけたり，チーズの上に蜂蜜を垂らしたりしたものを食べても，どうも正解の味にはならないようでした。

　プリンにしょうゆでウニということを，誰が最初に言い出したのかは知りませんが，それを大きく広めたのは，九州大学の都甲　潔 教授ではないかと思います。都甲先生は，人の舌に代わって，しかも舌以上に優れた能力で味覚を測定する技術を世界に先駆けて開発し，その装置に「味覚センサ」と名づけました。

　この装置の味を受容する部分は，脂質の膜から成る数本の電極です。各電極からの応答量をレーダーチャートとしてプロットすれば，対象とする味のパターンが描かれます。味の違いに応じて異なったパターンが得られるのです。似た味は似た味パターンを示します。例えば，化学構造は違いますが，どれも酸味を有する塩酸，酢酸，クエン酸はそれぞれ似た味パターンを示します。そして，「プリン+しょうゆ」と「ウニ」は，とてもよく似たパターンを示します。計測値としてこのように客観的に味の類似度を表示するので，強い説得力があります。

　都甲先生は『ハイブリッド・レシピ』（飛鳥新社刊）で，Aという食材とBという食材の組み合わせ（ハイブリッド）から，まったく想像できないCという味をつくることを目指し，「錬金術」ならぬ「錬味術」だと豪語しています。

プリンにしょうゆという定番だけではなく，味パターンの類似度と実際に味わったときのユーモアあふれる寸評とともに，成功作から失敗作の順に70のレシピが紹介されています。

１番目の「麦茶＋牛乳＋砂糖＝コーヒー牛乳」のレシピは自信作とのこと。たしかに，味パターンの「そっくり度」はほぼ100％で，それぞれのパターンを重ね合わせるとぴたりと一致します。味わってみると「信じがたいほど味が似ている」とのことです。70番目のレシピは，「焼酎＋きゅうり＝メロンソーダ」です。「断じて似ていません。味わってガッカリ。お薦めの一品とはいえないでしょう」と失敗作であることを正直に告白しています。70のうちの25（約35％）は，残念ながらあと一歩のでき，あるいは失敗作としています。

この本のまえがきに，「組み合わせる食材が液体同士の場合にはただ混ぜ合わせるだけでよいのですが，固体＋液体あるいは固体同士の場合，ミキサーで液状にして測定器にかけました」とあります。Mさんがウニといいたくてもいえなかったのは，しょうゆとプリンをかき混ぜてドロドロにしてなかったからです。私は，そのことを知っていましたので，スタジオでしょうゆかけプリンを見て驚いてしまったのです。

ところで，私たちは食べ物を味覚だけで評価しているのではありません。香りも，見た目も，噛み心地も大切です。多くの人は，味覚以外の感覚も含めて「味」と判断しています。ウニはこんな食感でこんな香りがする，コーヒーにはこんな香りがあるというように，味の要素以外の感覚も合わせて判断しようとする人には，味覚の類似度だけを根拠にしたこのハイブリッド・レシピには違和感をもつでしょう。たとえ「錬味術」が可能であったとしても，「錬食術」にはなり得ないのです。

私たちが食事をするときは，食卓の上のいろいろな食べ物を口の中で混ぜ合わせながら食べますし，それでこそおいしいのです。どうせ混ぜ合わさるのだからと，最初から，例えば，ご飯と味噌汁とお魚と漬け物を全部ミキサーにかけてペースト状にしても，決しておいしくはありません。うまく噛めない人，飲み込みにくい人にそのような「ミキサー食」を与えるという話を聞きます。しかし，最近は食べ物そのままの色と形があって，舌で押しつぶせる柔らかさで味も満足できる「ソフト食」という介護食が注目を浴びているようです。

第8章 だし，うま味，コク

1. だ　し

　だし（出汁）は，調理に際して食材においしい味つけをし，食材の持ち味をより引き立てるために用いるものである。動物性，植物性の素材からうま味成分を中心とした呈味物質を，水あるいは湯を使って抽出したもの（主として液体）である。わが国では，通例，昆布やカツオ節などの乾物を使用して，ごく短時間でうま味物質を引き出す。これらの乾物は，長期間の熟成過程を経て複雑な成分がつくられるうえ，保存がきくという特色がある。なお，だしそのものもしょうゆ，塩などを添加して吸い物として賞味される。だしに不足している遊離アミノ酸が添加されることになり，味が濃く，複雑になる。

(1) 和食とだし

　歴史的に，日本は牧畜が発達しなかったため乳製品がなく，宗教上の制約（殺傷しない）のため，肉を食べる習慣がなかった。そこで，低エネルギーで味の薄い穀物（エネルギー源），豆類（タンパク源），野菜などをおいしく食べる手段として，だしを利用するようになった。だしそのものも低エネルギーであるので，和食はヘルシーといわれている。だしは，鎌倉時代にその原型がみられ，室町時代後半から発展し，元禄時代には食文化のうえでも大きな発展を迎えた。今日の和食のもとになる料理についての書物も多く書かれ，だしは料理をおいしくするために必要不可欠な調味料の1つとされた。

　だしを引き出す素材の種類としては，昆布（うま味成分以外にマンニトール，塩化カリウム，アミノ酸など含む），カツオ節，煮干し（いりこ，じゃこ，カタクチイワシ，トビウオ（アゴ）などの総称で，アミノ酸，ペプチドが多い），干しシイタ

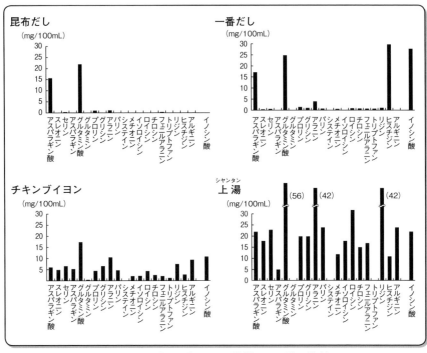

図8-1 だしに含まれる遊離アミノ酸の比較
右端は核酸系のイノシン酸。
出典) うま味インフォメーションセンター:「うま味」

ケ,雑節(マグロ,サバ,アジなど)などがある。これらの乾物を使って短時間に抽出する(図8-1)。魚類を使わない精進だしは,昆布が中心で,干しシイタケ,大豆,干瓢,ニンジン,ダイコンなどの干した皮などからもだしを引く。

(2) 中国料理,西洋料理のだし

　日本のだしは,長い時間と手間をかけてつくる乾物から,短時間にうま味成分を取り出す比較的シンプルな味である。一方,外国のだしは,生の素材を時間をかけて煮込むことによりつくるという特徴がある。例えば,中国料理のだし(タン)は,鶏・豚・野菜などを,また,西洋料理のだし(フォン)は,仔牛の肉や骨,鶏ガラ,魚のあら,タマネギ,ニンジン,セロリなどの香味野菜

を煮出すことによりつくられる。そのため，うま味以外の成分やゼラチン質，脂肪も含まれ，複雑なコクのある濃厚な味となる（図8-1）。したがって，このままスープにもなるのである。

（3）だしのおいしさと香り

うま味物質を含むだしで調理したものはおいしい味つけになるので，ショ糖（スクロース）の甘味が好まれるように，本能的に世界の誰もが好むはずである。食事のおいしさの基本はうま味物質にあるといって過言ではない。地域により，食文化により，何からどのようにだしを取るかは異なる。

しかし味はよくても，素材に由来するだしの香りには食経験による慣れが必要である。例えば，昆布は海藻臭い，ヨード臭い，磯臭い，また，カツオ節は魚臭いなど，慣れていない人には違和感から拒否行動を伴うこともある。幼少期からの慣れ，第13章で述べるフレーバー嗜好学習により，香りの違和感はなくなり，むしろ好ましく思うようになる。

2．う ま 味

（1）うま味の発見

今から100年以上前のことであるが，当時の東京帝国大学の池田菊苗(きくなえ)博士は，自身の食経験から，味には甘味・酸味・塩味・苦味の4基本味とは異なる別の種類の味があるのではないかと考えていた。

池田の原著[1]によると，それは魚類肉類等で「うまい」と感じる一種の味であり，それが最も明瞭に感じられるのは昆布だしを味わったときであることから，その味を便宜的に「うま味」（池田の原著では，「うま」味）と名づけた。次に，昆布からその味を生じさせる物質の同定を試み，1908年にうま味を呈する物質の抽出に成功し，成分分析からグルタミン酸であることを見いだした。

うま味を生じるのは，グルタミン酸イオン（陰イオン）であるが，陽イオンとして水素イオンと結合すると，酸味がまず生じ，唾液で中和されるにつれてゆっくりうま味が生じる。陽イオンとしてナトリウムイオンを結合すれば，中

性となり，純粋なうま味を生じる。このグルタミン酸のナトリウム塩を，英語ではmonosodium glutamateと表記し，MSGと略す。

（2）うま味と旨味

　我々が日頃食する料理は，食材や味つけもさまざまで，それぞれ特有のおいしさをもっている。おいしさは，決して味覚だけではなく，噛みごたえ，舌触り，冷たい・温かいといった温度感覚，におい，盛り付けや彩りなど，いろいろな感覚要素の複雑な組合せで生まれる。食材そのものの味に，調味料，ソース，香辛料などで味つけをし，煮る・焼く・蒸す・揚げるといった調理をすることにより，言葉ではうまく表現できないような奥深い味が生まれる。おいしさの説明は難しくても，おいしいものを口にすれば，思わず「おいしい！」あるいは「うまい！」と声に出す。この「うまい」という言葉を漢字で書けば「旨い」ということで，「旨味」といえば「おいしい味」という意味になる。

　「うま味」という言葉は現在，世界的にも「umami」という言葉で使われている。しかし，我々日本人には「うま味」という命名は，少し誤解を招くことにもなった。「うま味」と「旨味」は，筆記すればその違いがわかるが，発音だけを聞くと「うま味」と「旨味」を混同しがちである。池田菊苗はMSGをなめたときに生じる特有の味を「うま味」と呼んだのである。ショ糖をなめると「甘味」が生じるが，それと同じ意味でMSGをなめると「うま味」が生じるのである。しかし，MSGをなめても「おいしい！うまい！」と感嘆する味，すなわち「旨味」は生じない。

　グルタミン酸は，単に「うま味」という独特の味を生じさせるだけではなく，調理に添加することにより食べ物をよりおいしくする作用がある。つまり，グルタミン酸は「うま味」を有するとともに，「旨味」をつくり出す調味料としての働きもあるのである。これは何も特別なことではない。食塩は基本味の1つとしての塩からい味を有し，ほとんどすべての調理に際して少々加えることによりおいしい料理になるが，それと同じことなのである。

　つまり，「旨味」はおいしい味のこと，「うま味」はグルタミン酸をなめたと

きの味の質ということになる。日本語での曖昧さと異なり，英語ではこの違いはとても明確で，「旨味」はdelicious taste，「うま味」はumamiである。

（3）うま味の特徴
1）うま味物質を多く含む食材

池田菊苗の弟子の小玉新太郎は，1913年にカツオ節のうま味が核酸関連物質であるイノシン酸（inosine monophosphate; IMP）であることを見いだした。さらに1958年には国中明が，酵母のリボ核酸の分解産物の研究から，グアニル酸（guanylate monophosphate; GMP）が強いうま味を発現することを発見した。その後，GMPは干しシイタケに豊富に含まれることが見いだされた。MSG，IMP，GMPなどの「うま味物質」が，食材中にどれくらい含まれるのかが調べられている（表8-1）。生のカツオとカツオ節のIMP，生のシイタケと干しシイタケのGMPを比べると，いずれも乾物にした方がうま味物質の含量が多くなる。IMPはATPの分解により生じ，GMPはリボ核酸の分解により

表8-1　各種食材中のうま味物質含量

(mg/100g)

グルタミン酸				イノシン酸		グアニル酸	
植物性		動物性		動物性		キノコ類	
昆布	2,240	チーズ	1,200	煮干し	863	干しシイタケ	157
一番茶	668	イワシ	280	カツオブシ	687	マツタケ	65
アサクサノリ	640	スルメイカ	146	シラス干し	439	生シイタケ	30
トマト	260	ホタテガイ	140	カツオ	285	エノキダケ	22
ジャガイモ	102	バフンウニ	103	アジ	265		
ハクサイ	100			豚肉	122		
				牛肉	107		
グルタミン酸は発酵・熟成すると増える				イノシン酸はATPの分解により生成		グアニル酸はリボ核酸の分解により生成	

出典）栗原堅三：世界に広がるうま味の魅力．NPO法人うま味インフォメーションセンター，2010，pp.1-15．

生じるが、乾物にすることにより分解が促進され、生成量が増えるためである。

この他、アミノ酸のアスパラギン酸、ハエトリシメジに含まれるトリコロミン酸、テングタケに含まれるイボテン酸などもうま味を呈する。なお、貝類に含まれるコハク酸やコハク酸ナトリウムにもうま味があるとされるが、その実態は不明である。

2) うま味の強さと持続性

味の強さは濃度の対数に比例して直線的に増大する（フェヒナーの法則に従う）のが一般的であるが、5基本味の中では、うま味は最も直線の勾配が緩やかで、最大値の感覚量も他の味より低いところにある。濃度を上げても他の基本味ほどには強くならず、しかも穏やかに上昇する味なのである（図5-1参照）。池田はこのようなうま味の呈味効果を、色にたとえて、ショ糖濃度を上げるとはなはだ強くなる甘味を赤とすれば、うま味は黄色であると述べている。

うま味は舌の後方部の刺激で最も強く感じる。うま味物質は舌後方部の有郭乳頭、葉状乳頭の溝に入り込み、多くの味細胞と強く結合するため、強く長く持続するという特徴がある。その結果、味が舌全体に広がるように感じ、唾液も持続的に分泌される。

3) うま味の相乗効果

うま味の大きな特徴は、国中によって発見された「相乗効果」である[2]。アミノ酸系のうま味物質であるMSGと核酸系のうま味物質であるIMPあるいはGMPを混合すると、うま味閾値の低下とうま味強度の増強（7～8倍）が生じる（図8-2）。日常の食生活で、昆布だし（MSG）のあとに続けてカツオだし（IMP）を取ってできる一番だしを味つけに使ったり、IMPに富む肉や魚とMSGに富む野菜を合わせて食べたりすることは、このうま味の相乗効果を期待してのものである。

うま味受容体は、T1R1とT1R3のヘテロダイマーである（第4章参照）。マウスのうま味受容体は多くの種類のアミノ酸に応答し、その大部分の応答はIMPの存在により相乗的に増大する[3]。ヒトのうま味受容体はMSGのみに応

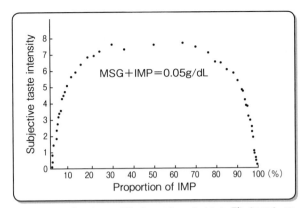

図8-2　グルタミン酸（MSG），イノシン酸（IMP）の配合比とうま味の強さ

MSG＋IMP＝0.05 g/100 mLになるように，MSGとIMPの濃度を調整．横軸の左端はMSGのみ，右端はIMPのみとなる．
出典）Yamaguchi S.; The synergistic effect of monosodium glutamate and disodium 5'-inosinate. *J Food Sci*, 1967; **32**; 473-478. を改変

答を示し，IMPの作用で相乗的に応答が増大する[4]（図8-3）。相乗効果のメカニズムとして，MSGはT1R1内のVenus trapという食虫植物の口に似た構造の奥に結合するが，IMPは口先に結合し，アロステリック効果で口が閉じられ，MSGが離れにくくなるためとされている[5]。

3. コ　　ク

　日常の食事の場面で，特にカレー，スープ，シチュー，ラーメン，味噌汁などについて「これはコクがあっておいしい」，ビールなどでは「コクがあってキレがいい」といった表現をよく耳にする。コクは熟した食べ物を口にしたときの豊かな味わいを指し，酒などの深みのある濃厚さに対してよく使われたものが一般的になったようである。ただし，コクは，食べ物によっても異なり，人によってもその受け取り方が異なる。日本人には馴染みの言葉であるが，外国には（少なくとも英語圏では）同義語がないようである。このため，グローバルに受け入れられる明確な定義はまだなされていない。

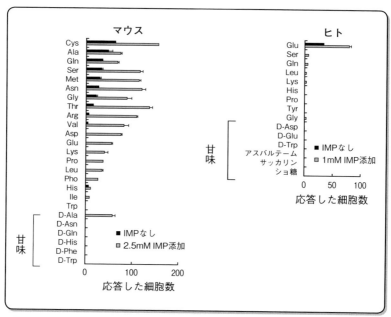

図8-3　T1R1/T1R3を発現させた培養細胞のアミノ酸に対する応答

Ala：アラニン，Arg：アルギニン，Asn：アスパラギン，Asp：アスパラギン酸，Cys：システイン，Gln：グルタミン，Glu：グルタミン酸，Gly：グリシン，His：ヒスチジン，Ile：イソロイシン，Leu：ロイシン，Lys：リジン，Met：メチオニン，Phe：フェニルアラニン，Pro：プロリン，Ser：セリン，Thr：スレオニン，Trp：トリプトファン，Tyr：チロシン，Val：バリン

出典）栗原堅三：世界に広がるうま味の魅力．NPO法人うま味インフォメーションセンター，2010，pp.1-15．

(1) コクを出す条件

　もしコクの概念が日本に特有のものなら，日本人の食文化として長く受け継がれてきた非常にシンプルで薄味のだし文化に起因するのではないだろうか。昆布だしにカツオだしを加えると相乗的に濃くなるので，ヒトによってはコクが出たというかもしれない。さらにそこにしょうゆや味噌を入れて遊離アミノ酸を追加すると，より複雑に濃くなってコクが出る。またさらに，そこにとろみをつける，油ものを混ぜると，最初の昆布だしのみの味から比べて飛躍的に複雑に強くなっていて，万人がコクがあると表現するに違いない。すでに述べ

たように中国や西洋料理のだしは，まさにそのような味を最初からもっているので，この食文化の人たちにはかえってコクの概念がわからない可能性がある。日本人は薄味がベースで，そこにいろいろ添加することにより，「濃くなった，コクが出た」と表現するようになったのである。

　コクの定義は別として，コクを生じさせる条件はほぼ認められている。食品素材の熟成，発酵，加熱処理により，多くの呈味成分や香気成分が生成され，その複雑な成分が味蕾を中心とした口の粘膜の受容器を刺激し，脳に送られてコクを認識する。すなわち，味，香り，食感が複合されて複雑になることがコク発現の必須条件である。コクの効果は，脳細胞集団の奏でる交響曲ともいえる。コクがなければ，同じ曲を室内楽あるいはソロで奏でるようなものだろう。

(2) コクの表現

　コクは複雑性に起因するにしても，共通認識として議論するには，何らかの言葉で表現しなくてはならない。コクに関して従来より，厚み (thickness)，口の中の広がり (mouthfulness)，芳醇性 (richness)，立ち上がりの速さ (punch)，奥深さ (depth)，強さ (amplitude)，持続性 (continuity)，後味 (after-taste)，さらには，いやな味を抑えて好ましい味を強めるといった滑らかさ，バランスのよさ，つまり，まろやかさ (smoothness) などの言葉が使われてきた。

　すなわち，コクとは，複雑な感覚刺激によって，食べ物の味わいに，厚み，広がり，持続性，まろやかさなどが付与された状態ととらえることができる。強さ，持続性，後味，まろやかさなどは判断できそうであるが，厚み，広がり，芳醇性，奥深さといった抽象的で概念的な表現は漠然としていて，すべての人が客観的に正確に評価できないところにコクの難しさがある。

　甘味とは何かといわれても言葉ではうまく説明できないが，ショ糖，グルコース（ブドウ糖），サッカリンなどを味わったときに共通に感じる好ましい味であると認知すれば，各人が甘味とは何かを共有できる。同様に，コクの表現を共有するため，例えば，厚みのある調理品をいくつか用意し，厚みとはこれだという各人の認識を共通にするような工夫が今後必要になるであろう。

(3) コクを出す物質

コクのある食べ物に含まれる物質を分析することにより，コクを生じさせる可能性のある物質がいくつか候補に挙げられている。①グリコーゲン，②脂肪，③アリイン，S-プロペニルシステインスルホキシド，グルタチオンなどの含硫物（これらはニンニクやタマネギに含まれる），④各種のペプチド（酵母由来のペプチド，牛肉由来のペプチド，糖ペプチド，メイラードペプチドなど），⑤各種の遊離アミノ酸の混合物（カツオだしなどには多くの遊離アミノ酸が含まれる），といったものが示唆されている。熟成や調理時間の短い食べ物に，このような物質を添加することで，容易にコクを出すことも可能になるので，コク付与物質ともよばれる。ベースになる食物には，グルタミン酸，イノシン酸，グアニル酸のようなうま味物質が含まれていなくてはならない。すなわち，調理に際

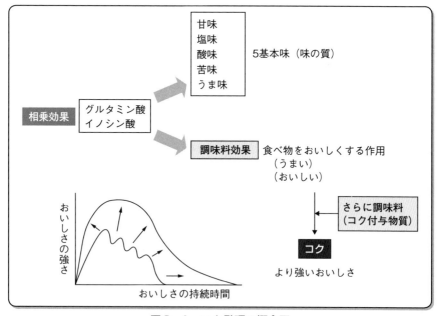

図8-4 コク発現の概念図
左下のグラフは，コクの発現により，おいしさは，早い立ち上がりで，大きく，まろやかになり，長く持続することを示している。

してうま味ベースの食材に上記のコク付与物質を加えることでより強いコクが生じるのである（図8-4）。

（4）コクの受容体

　カルシウム（Ca）感受性受容体（calcium-sensing receptor; CaSR）は上皮小体でのCa感受性に重要であることが知られているが，全身に存在することがその後明らかになった。味細胞表面膜にも発現している[6]。CaSRを活性化する物質には，コクを発現するとされているグルタチオンなどのトリペプチドも含まれ，特にγ-Glu-Val-Glyが最も強くコクを付与することが示された[7]。このことから，CaSRはコクを付与するための受容体であることが示唆されている。CaSRを活性化する物質は，ショ糖，食塩，MSGの味を増強し[8]，コンソメスープ，低脂肪カスタードクリームなどに混ぜると，厚み，口腔内の広がり，持続性，後味などのコクの要素の強度を増大する（図8-5）。よって，コク発現の基本は，甘味，塩味，うま味の増強と考えられる。

　コクというおいしさ増強の抽象的な概念が，味細胞の受容体レベルで議論されることはきわめて興味深い。今後の研究の進展が期待される。

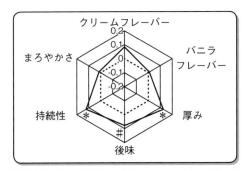

図8-5　低脂肪カスタードクリームにγ-Glu-Val-Gly（0.004%）を添加した後のコクに関わる感覚特性の変化

添加前の各項目の評価を0としたとき（点線），添加後は持続性，後味，厚みが有意に増大している（実線）。

出典）Kuroda M, Miyamura N: Mechanism of the perception of "*kokumi*" substances and the sensory characteristics of the "*kokumi*" peptide, γ-Glu-Val-Gly. *Flavour*, 2015; **4**; 11.

参考文献

- 山口静子監修:うま味の文化・UMAMIの科学.丸善,1999.
- 総説特集　うま味発見100周年記念公開シンポジウム.日本味と匂誌,2008;**15**;129-210.
- 総説特集　食べ物のおいしさを引き出すうま味とコクを考える.日本味と匂誌,2012;**19**;163-222.
- 熊倉功夫,伏木　享監修:だしとは何か.アイ・ケイコーポレーション,2012.
- 山本　隆監修:「うま味」パワーの活用便利帳.青春出版社,2013.
- 特定非営利活動法人うま味インフォメーションセンター　ホームページ http://www.umamiinfo.jp/

引用文献

1) 池田菊苗:新調味料に就て.東京化学会誌,1909;**30**;820-836.
2) 国中　明:核酸関連化合物の呈味作用に関する研究.日本農芸化学会誌,1960;**34**;489-492.
3) Nelson G, Chandrashekar J, Mark A, et al.: Amino-acid taste receptor. *Nature*, 2002;**416**;199-202.
4) Li X, Staszewski L, Xu H, et al.: Human receptors for sweet and umami taste. *Proc Natl Acad Sci USA*, 2002;**99**;4692-4696.
5) Zhang F, Klebansky B, Fine RM, et al.: Molecular mechanism for the umami taste synergism. *Proc Natl Acad Sci USA*, 2008;**105**;20930-20934.
6) San Gabriel A, Uneyama H, Maekawa T, et al.:The calcium-sensing receptor in taste tissue. *Biochem Biophys Res Commun*, 2009;**378**;414-418.
7) Ohsu T, Amino Y, Nagasaki H, et al.: Involvement of the calcium-sensing receptor in human taste perception. *J Biol Chem*, 2010;**285**;1016-1022.
8) Maruyama Y, Yasuda R, Kuroda M, et al.: Kokumi substances, enhancers of basic tastes, induce responses in calcium-sensing receptor expressing taste cells. *PloS ONE*, 2012;**7**;e34489.

第9章 香辛料

　我々は味をどのように分類してきたのだろうか。歴史的にさかのぼると、いつの時代も甘味、酸味、塩味、苦味の4味は共通するが、それ以外に挙げられるものに、辛味（spicy）と渋味（astringency）がある。味覚を「口腔粘膜に存在する味蕾の中の味細胞が刺激され、その情報が味神経を介して脳に送られ、味覚野といわれる場所で情報処理されて生じる感覚」と定義すれば、辛味、渋味は、口腔粘膜の触覚、温覚、冷覚、痛覚などの感覚であって、味覚とは分けて考えるべきものである。

　ちなみに、香辛料の代表であるトウガラシを口にすると、とても「からい」。一方で、食塩や海水を口にしたときの味に対しても「からい」、「塩からい」と表現する。しかし、漢字で書けばその違いは明白で、前者は「辛い」で、後者は「鹹い」である。現実には「塩からい」を「塩辛い」と書く場合も多いようであるが、塩の味には「塩辛味」ではなく「塩から味」と書き、トウガラシに対しては「辛味」でも「から味」でもなく「辛み」とすべきであろう。

1. 香辛料とは：効用と刺激のメカニズム

　香辛料（スパイス、spice）とは、食べ物に香ばしさとヒリヒリとした辛みを与える物質の総称である。

(1) 香辛料の効用

　香辛料の基本的な作用は、食物に辛みをつけること、香りをつけること、色をつけること、食物のもつ臭みをとること、防腐作用などいろいろある。代表的な辛みづけにはトウガラシ・ショウガ・ワサビなど、香りづけにはバジル・シナモン・ペパーミントなど、着色には赤色のパプリカや黄色のターメリック

など，臭みとりにはタマネギ・ニンニク・チョウジなどがある。

　15世紀頃コロンブスやバスコ・ダ・ガマが，その目的の1つとして香辛料を求めて遠洋航海に乗り出したといわれることからもわかるように，食べ物をおいしくし，食欲を増進させる香辛料の魅力は絶大なるものである。好ましい香りとヒリヒリした知覚は，食べ物の味覚と脳の中で融合され，その結果，おいしさが亢進し，食欲が増大するのである。

　香辛料には薬効もある。トウガラシには，体脂肪を燃やしてエネルギーに変換する作用があるので，ダイエット食品としての減量効果も期待できる。香味野菜のナンキョウ（タイショウガ），レモングラス，カフィライム（コブミカン）の葉には，強い抗酸化作用や抗がん作用がある。薬味ともいわれるネギの成分アリシンは，血行をよくし，疲労物質である乳酸を分解する作用があるので，肩こりや疲労回復にも効く。ゴマの成分セサミンには抗酸化作用がある。ターメリックなどショウガの仲間やバジルなどシソの仲間にも抗酸化作用がある。

（2）香辛料の刺激メカニズム

　香辛料は，口腔内にあっては粘膜に終止する体性感覚神経（三叉神経や舌咽神経）を刺激する。揮発性の香辛料は鼻腔内の嗅細胞を刺激して香りを生じるとともに，鼻粘膜の体性感覚神経（三叉神経）を刺激する。

　体性感覚とは，触覚，圧覚，温度感覚（冷覚，温覚），痛覚をいう。このうち香辛料が刺激するのは，温度感覚と痛覚を伝える神経の終末部にある受容体である。我々の体は温度計をもっている（図9-1）。といっても，水銀温度計のように1つの機器で低温から高温まで連続に測定できるものではなく，ある特定の温度になったとき活動し，その情報を脳に送る異なった温度感受性細胞を何種類かもっているのである。そのような細胞には温度感受性受容体が発現していて，TRP（transient response potential）ファミリーと総称される。

　温度感受性受容体（温度感受性TRPチャネルともいう）には，表9-1に示すようなものがある[1]。例えば，味細胞では甘味，苦味，うま味を受容する細胞にTRPM5が発現して，温度による味覚強度（温かい温度で甘味が強くなる）に

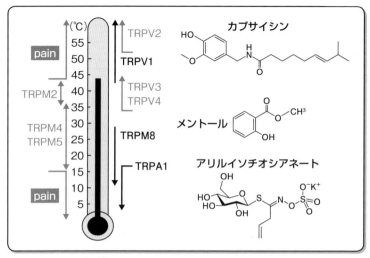

図9-1　体の中で機能する温度計

表9-1を視覚的にわかりやすく図示したものである。
出典）富永真琴，山野善正：辛みとは何か．おいしさの科学，2012；3；10-21．

表9-1　温度感受性TRPチャネルの活性化温度閾値と主な活性化刺激

受容体	活性化温度閾値	主な活性化刺激
TRPV1	43℃＜	カプサイシン・酸
TRPV2	52℃＜	機械刺激
TRPV3	32～39℃＜	カンフル・カルバクロール
TRPV4	27～35℃＜	脂質・機械刺激・低浸透圧刺激
TRPM4, 5	warm	カルシウム
TRPM2	36℃＜	環状ADPリボース
TRPM8	＜25～28℃	メントール
TRPA1	＜17℃	アリルイソチオシアネート

カプサイシン：トウガラシの辛み成分，アリルイソチオシアネート：ワサビの辛み成分，カルバクロール：オレガノの主成分
出典）富永真琴：痛みと温度受容の分子・細胞メカニズム．実験医学，2006；24；2264-2269．を改変

関与している。また，ワサビの辛みの主成分であるアリルイソチオシアネートは，17℃以下の温度に反応する受容体（TRPA1）を刺激する。

2. 代表的な香辛料

(1) トウガラシ
1) カプサイシン受容体

　トウガラシの辛さの成分であるカプサイシン（capsaicin）が結合する受容体はTRPV1である。TRPV1は，838個のアミノ酸から成るタンパク質分子で，6回の膜貫通領域を有する非選択性陽イオンチャネルである[2]。皮膚や粘膜の体性感覚を伝える神経の終末部に存在する。そもそもこの受容体は，43℃以上の温熱刺激と水素イオンに応じる（図9-2）。水素イオンは組織の代謝産物であり，侵害刺激となる（痛みを生じる）。43℃以上の温度刺激は痛覚にもなるので，TRPV1は，温熱と痛みの刺激に反応する受容体であり，その同じチャネルにカプサイシンが結合し，熱くて痛いという情報を脳に送るのである。我々はトウガラシを口にすれば，ヒリヒリ辛いと表現するが，その本体は熱くて痛いという感覚なのである。辛みのことを，英語ではhot（熱い）というのもうなずける。

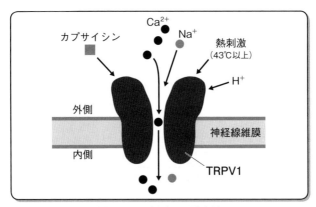

図9-2　TRPV1受容体

細胞膜にあるイオンチャネルで，43℃以上の熱刺激や，組織中の水素イオン（H^+）の刺激でチャネルが開き，細胞外からNaイオンやCaイオンが流入する。これが引き金となって，神経線維に活動電位が発生し，その信号が脳に伝えられる。

出典）富永真琴：痛みと温度受容の分子・細胞メカニズム．実験医学，2006；**24**；2264-2269．

体性感覚を伝える神経の終末部は，粘膜を構成する重層扁平上皮の下にある．カプサイシンは脂溶性なので，上皮細胞の細胞膜の脂質を通過可能であり，上皮細胞層をゆっくり通過しながら神経にまで到達し，TRPV1に結合する．このため，味覚より遅れて辛みが生じる．粘膜に入り込んだカプサイシンを取り出すのは困難なので，いったん生じた辛みは消失しにくい．なお，TRPV1は，コショウのピペリン，ショウガのジンゲロールでも活性化する．

2) カプサイシンの生理作用

カプサイシンは，口腔粘膜の温熱と痛みの受容体を刺激するので，唾液分泌が促進される．痛みは交感神経を刺激するので，交感神経興奮作用の1つである脂肪燃焼作用もあり，体温を高める作用がある．熱いという感覚ともあいまって，体は熱くなり，熱いときの反応，すなわち，末梢血管を拡張して血流量を増加し，発汗を生じる．

このような生理作用は，辛いという刺激作用だけで生じるのではない．カプサイシンは消化管から吸収されやすく，体内に入ってからの作用による効果も大きい．事実，「辛くないトウガラシ」が品種改良により生まれ，カプサイシンと類似の構造のカプシエイトという物質が含まれている．消化管から吸収されると，カプサイシンと同じく，交感神経を刺激し，体を活性化する．脂肪燃焼作用もあり，体を温めるので，冷え性などに対する効果が期待される．

3) 辛みの嗜好性

痛みに関係するはずのカプサイシンの入った食べ物を，我々はなぜ好きになるのか，考えてみたい．体に痛みの刺激が加わると，無意識の体の反応として，その痛みを抑えるためにβ-エンドルフィンという物質が脳内に出ることが知られている．熱くて痛い感覚を生じるトウガラシを食べると，モルヒネの数倍強い作用があるこのβ-エンドルフィンが，脳の視床下部の弓状核という場所から放出されるのである．β-エンドルフィンは強い鎮痛作用のほかに，至福感，陶酔感，多幸感，そして，依存性などの麻薬の作用も有するので，トウガラシの摂取を繰り返すと，β-エンドルフィンの作用で，痛い，熱い，辛いといった感覚は徐々に減弱し，一方で，おいしいとか幸せといった快の情動

が徐々に出現するようになる。このようになるまでどれくらいの経験が必要かは，個人差があって一概にはいえない。

　依存性は別の言葉では，習慣性，常習性，やみつきといえる。第12章で述べるように，モルヒネ様物質にはおいしいものをよりおいしくする作用があるので，本来おいしい食べ物にカプサイシンのような香辛料が入るとますますおいしくなり，やみつきになってしまうのである。そして，より強い快感を求めて，小辛，中辛から激辛嗜好へとエスカレートしていく。トウガラシは痛みの刺激であるから，本能的には避けるものである。しかし，たとえ幼児期の出発点では嗜好性に差はなくても，育った食文化，食経験の違いで辛みに対する耐性，嗜好性は大きく変化し，人種差，個人差，年齢差などとして現れる。

(2) メントール

　メントール（メンソール，menthol）は，環式モノテルペンアルコールの一種で，揮発性の無色の結晶である。ハーブの一種ペパーミント（日本ではハッカ）の葉はメントールに富む。メントールは特有のハッカ臭を有し，皮膚に触れると冷涼感を与えるため，料理，菓子，薬用酒などに使われ，その精油（ハッカ油）は香料として食品や歯磨き剤に添加されたり，アロマテラピーなどにも利用されている。メントールは，25〜28℃以下の温度に反応するTRPM8という受容体を刺激するので，その神経情報が脳に送られて，ひんやりした冷涼感が生じる。実際に皮膚温が下がるわけではない。

(3) ワサビ

　ワサビ（本ワサビ，日本ワサビ，*Wasabia japonica*）は，アブラナ科ワサビ属の植物で，日本原産である。葉も根も辛いが，普段我々が食べるのは，根と茎の間にある根茎という部分である。

　ワサビの細胞内にシニグリン配糖体という成分とミロシナーゼという酵素があって，根茎をすりつぶしたり，葉をかじったりすると細胞が壊れ，シニグリンがミロシナーゼと反応し，辛み成分であるアリルイソチオシアネート（allyl isothiocyanate）ができる．アリルイソチオシアネートは揮発性の物質で，ワサビの効いた刺身を食べたときに鼻にツーンときて涙を流すことになるのは，鼻粘膜を支配する三叉神経の知覚神経終末を刺激したからである．

　根茎の外側にはミロシナーゼが多いので，ワサビは外側の方がより辛い．根茎の内部は糖分が多く蓄えられているため，ワサビの内側では辛みとともに甘さも感じる．

　なお，カラシもアブラナ科の植物で，その辛み成分もアリルイソチオシアネートである．同様に，東ヨーロッパが原産のセイヨウワサビ（西洋ワサビ，horseradish）は，その白くて太い根にアリルイソチオシアネートを主成分とする辛み物質が含まれ，日本ワサビの1.5倍といわれる強い辛みがある．

　ワサビの辛みの主成分であるアリルイソチオシアネートは，17℃以下の温度に反応するTRPA1という受容体を刺激する．このため，TRPA1受容体（TRPA1 receptor）は，ワサビ受容体（wasabi receptor）ともいう．温度は熱すぎても冷たすぎても痛みになる．侵害性冷刺激は約15℃とされているので，ワサビの辛さはこの「冷痛覚」に関わっている．

　カプサイシンが熱くて痛い感覚を生じるなら，アリルイソチオシアネートは冷たくて痛い感覚を生じてもいいはずであるが，ワサビを口にしてもメントールのように冷たいという感覚は生じない．その理由はよくわからないが，TRPA1の受容体が強く刺激されると，冷感より疼痛感を優先的に生じるのかもしれない．ワサビは，トウガラシのように熱さの受容体を刺激せず，交感神経の刺激もそれほど強くないため，体は熱くならず，汗をかくこともない．なお，TRPA1は，ワサビのほか，ニンニク，ミョウガ，シナモンで活性化する．

引用文献
1) 富永真琴：痛みと温度受容の分子・細胞メカニズム．実験医学，2006；**24**；2264-2269.
2) Tominaga M, Caterina MJ, Malmberg AB, *et al.*: The cloned capsaicin receptor inegrates multiple pain-producing stimuli. *Neuron*, 1998; **21**; 531-543.

コラム カレーはなぜおいしい？

　カレーの特徴とそのおいしさはスパイスにあります。スパイスの働きは第1に香りです。おいしさを連想させ，食欲を高めてくれます。消臭作用もあり，食材にいやなにおいがあれば消してくれます。第2は，ヒリヒリした辛みで，スパイスが香辛料とよばれるゆえんです。そして第3は，その色彩の美しさです。

　本場のカレーには，スパイスのハーモニーともいわれるように20〜30種類のスパイスが入っていて，香りの集合体を形成します。例えば，クミン，カルダモン（カレー独特の香りの素），ガラムマサラ，コリアンダー，レッドペッパー，ターメリック（カレーの黄色の素），アジョワンといったスパイスです。

　暑いときには，カレーなどの激辛料理がいいのはなぜでしょうか。スパイスは交感神経を刺激し，代謝を増進させます。その結果，発汗作用が高まり，汗が蒸発する際に皮膚の熱を奪い，涼しく感じます。食後30分も続くこの効果が，暑いときの激辛料理が好まれる大きな理由です。

　日本で生まれたカレーライスは，日本の食文化の代表的な国民食といわれるまでに浸透しています。あるアンケートによると，約80％の人がカレーが好きと答え，月に2〜3回食べる人が約50％いるという結果が出ています。

　カレーには，タマネギ・ニンジン・ジャガイモなどの野菜や肉が入っています。小麦粉により，あのトローリとしたカレーができ上がります。野菜のうま味と肉のうま味が合わさって相乗的にうま味が強められ，タマネギからはコクが出ます。さらに，スパイスの香りと辛みが加わり，とろみは重厚感を出します。この複雑系一品料理は，極めつけのおいしさといえましょう。

　食べ物の嗜好調査をすると，カレーは必ず上位に入ります。お母さんのつくったカレーが好きという人が意外と多いので，おふくろの味ともいえます。カレーはつくる人の個性の出る代表的な料理で，市販のカレールーを何種類かブレンドして使う人もいますし，肉や野菜の種類も人によって違います。

　カレーは，それ程込み入った複雑な手順を要せず，しかも独自の味を出せるので，食育の題材にぴったりです。誰がどうつくってもそれなりにおいしく，入れる野菜などを工夫すれば独自のおいしいカレーがつくれます。手軽なインスタントやレトルトのカレーもありますが，スパイス，素材などを吟味して調達し，自分流にじっくり調理すればスローフードにもなりえると思います。

第10章 味覚情報の伝達と中枢処理

1. 脳内味覚伝導路

「第4章 味の受容」で述べたように，口腔内に取り込まれた食べ物が，分子やイオンの形で味蕾内の味細胞膜にある受容体に結合すると，味細胞はその化学情報を電気信号に変換して，味神経にインパルス（活動電位）を発生させる。その神経情報が脳に伝えられて，味の質や強さが分析される。また，それに連動して，おいしさ・まずさの情動性の評価も行われる。味神経を介する情報が脳内を通過する経路を味覚伝導路という（図10-1）。

（1）口腔内から大脳皮質へ至る経路

舌や軟口蓋，咽頭・喉頭からの味覚情報は，表10-1に示した神経によって

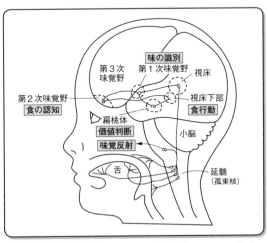

図10-1　脳内味覚伝導路と各部位における働き

表10-1　口腔内から孤束核への味覚情報の伝達路

受容体の存在部位	情報を伝達する神経
舌前方部 （茸状乳頭，葉状乳頭の一部）	鼓索神経（7番目の脳神経である顔面神経の枝）
舌後方部 （葉状乳頭，有郭乳頭）	舌咽神経（9番目の脳神経）
軟口蓋	大浅錐体神経（顔面神経の枝）
咽頭，喉頭	上喉頭神経（10番目の脳神経である迷走神経の枝）

延髄の味覚野である孤束核に運ばれる。

　孤束核からの経路の1つは，味覚に基づく顔面表情変化や唾液・消化液分泌，インスリン分泌といった体性運動系，消化器系，内分泌系の味覚性反射活動を生じる。もう1つは，味覚情報をより上位の中枢へ送る経路である。サルやヒトなどの霊長類では，孤束核から視床の味覚野（後腹側内側核小細胞部）へ直接連絡するが，ラット，イヌ，ネコなどそれ以外の哺乳動物では，橋の味覚野である結合腕傍核でいったん中継されてから視床に至る。

　視床からはさらに大脳皮質に到達し，味の情報の分析が行われる。大脳皮質が情報伝達の終点（ゴール）であるとすれば，それ以下（まとめて脳幹部という）の味覚野を味覚中継核ともよぶ。

（2）大脳皮質味覚野での経路

　ヒトの大脳皮質味覚野（第1次味覚野）は，外側溝におおいかぶさる弁蓋部と外側溝の突当りにある島皮質に存在する（図10-2）。前後的には，中心溝付近（前頭葉と頭頂葉の境界部）に位置する。第1次味覚野からは前頭葉の眼窩前頭皮質（第2次味覚野）に投射する。そして，この部は，嗅覚，一般体性感覚，内臓感覚などの情報も同時に入力する連合野となっていて，食物の呈する複雑な感覚要素を総合的に判断する場所である。

　第2次味覚野からはさらに前頭葉の連合野（特に前頭前野といわれる部位）にも情報は送られる。この部は第3次味覚野ともいわれ，味の記憶や味の想像，想起など，より高次の味覚機能に関わる。

1. 脳内味覚伝導路　*101*

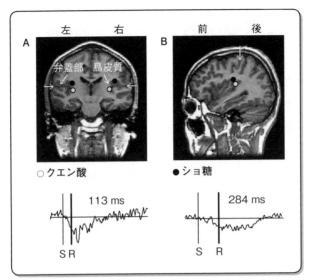

図10-2　クエン酸とショ糖での口腔内味刺激に対する大脳皮質第1次味覚野における応答部位（脳磁図による記録）

Aは前頭断で，両側の矢印は外側溝を示す．Bは矢状断で，頭頂部の矢印は中心溝を示す．クエン酸に対する加算平均応答は，刺激開始（S）後，113ミリ秒に開始した（R）が，ショ糖の応答開始は284ミリ秒と長く，応答持続も長く続く．
出典）Yamamoto C, Nagai H, Takahashi K, *et al*.: Cortical representation of taste-modifying action of miracle fruit in humans. *NeuroImage*, 2006; **33**; 1145-1151.

（3）扁桃体への経路

　情動の座ともいわれる扁桃体へも味覚情報は送られる．ラットなどでは脳幹部の各味覚中継核からの入力が知られているが，霊長類では大脳皮質第1次味覚野からの入力が主である．扁桃体は味覚性入力を情動行動に結びつけるインターフェイスの役割を果たすとともに，味覚性情動学習（後述の味覚嗜好学習や味覚嫌悪学習など）の獲得と保持の座としても機能する．

　味覚情報は，前述の大脳皮質各部や扁桃体から報酬系（腹側被蓋野，側坐核など）に入り，摂食意欲や情動行動発現に関わる．情報は最終的に視床下部（主に摂食中枢である外側野）に送られ，食行動を直接コントロールする．本章では，味質識別のメカニズムを述べ，おいしさの脳内機序は第12章で述べる．

2. 味覚による反射

　下位脳幹部での重要な働きは反射の形成である。反射とは，生体に加わる刺激に応じて無意識で生じる生得的な行動（運動や腺分泌）のことである。
　味の刺激で生じる代表的な反射に，顔面表情の変化，唾液・胃液・膵液を中心とする消化液の分泌，胃や腸の運動がある。甘味刺激は膵臓から血糖値低下ホルモンであるインスリンを分泌させる，酸味刺激はアルカリ性の唾液を大量に分泌して中和させる，甘味やうま味など体に必要な栄養素の味は消化管を積極的に働かせて消化・吸収を促進させるといったように，反射は長い進化の過程で獲得した合目的な行動のための基本的な脳機能とみなすことができる。

(1) インスリンの分泌

　甘味を生じる代表的な物質のショ糖（スクロース）は，小腸にてグルコース（ブドウ糖）とフルクトース（果糖）に分解され，吸収されて血中に入り，エネルギーの元となる血糖（グルコース）が増加する。一方で，体内の血糖量が一定レベルを超えると，血糖は膵臓の内分泌細胞を刺激してインスリンを分泌し，血糖値を正常レベルに下げようと働く。
　"甘味刺激→血糖値上昇→インスリン分泌→血糖値低下"を繰り返すうちに，長い進化の過程を経て，口の中に甘い味の物質が入ってくるだけでインスリンが反射的に分泌されるようになった。これは，口の中の甘味食物は嚥下されると消化管から吸収されて血糖値が上昇することを，前もって予測した合理的な生理作用と考えられる。実際の大量のインスリン分泌は，上昇した血糖が直接膵臓の細胞に作用して生じるのである。
　ところが，人工甘味料のサッカリンは，甘いがノンカロリーであるため，血糖値は上昇しない。したがって，サッカリンを摂取すると，甘い味による反射性のインスリン分泌のみが観察される。血糖値が下がった空腹時にノンカロリーの甘味料を摂取することは，かえって血糖値を下げることになるので注意が必要である。

(2) 唾液の分泌

　第3章でも述べたように，味の刺激に応じて反射的に唾液が分泌される（味覚-唾液反射）。酸は，ある濃度以上になると侵害性受容体を刺激するようになるため，5基本味の中では最も多くの唾液が分泌される。濃い酸味による唾液は，おいしく味わいながら食べるときに出る唾液とは異なり，強い酸を中和するために大量に分泌されるアルカリ性の唾液である。このため，最初強く感じた酸味はすみやかに減弱するので，酸味の持続性は他の味に比べて短い。

(3) 胃の運動

　甘くておいしいものを食べたときは，胃が活発に動いて消化が促進されるのに対して，苦くてまずいものを食べたときは，逆の効果が出る。動物実験では，味覚神経を遮断したり，胃の中に直接投与すると，このような味の違いによる胃の活動の相違がみられなくなる[1]。すなわち，味わっておいしいと思えば消化管は活発に活動することがわかる。

(4) 顔面表情

　新生児の口腔内に味溶液を少量入れると，例えば，甘味刺激では口元がほころんで，にこやかな表情になるが，苦味刺激では口を大きく開けて吐き出すような不快な表情を示す。また，酸味刺激では，成人が示す表情と同じように顔をしかめる。これらは，脳幹部における味覚-顔面反射によるとされている。

　このような観察から，味は生まれたときから感じること，味の種類により顔面表情に相違がみられることがわかる。

3．味の識別機構の考え方

　神経細胞間を流れる情報は，インパルス（活動電位）というデジタル信号のパターンとして伝えられる。考えられるパターンとしては，インパルスがどの細胞に発生するのか，どれくらいの数発生するのか，どういうリズムで発生するのか，ということに絞られる。

この考えに従って，味覚情報伝達のしくみとして大きく3つの考え方が提唱されてきた。ラベルドライン説，アクロスニューロンパターン説，テンポラルパターン説である。

（1）ラベルドライン（labeled-line；LL）説

きわめて単純明解な考え方である。1つ1つの細胞（味細胞，味神経中の神経線維，脳細胞）には役割分担があって，Aの細胞は甘味を伝える，Bは塩味，Cは酸味，Dは苦味，Eはうま味といったように，基本味のうちのいずれかの味を伝えるとする考えである（図10-3）。より具体的には，5基本味を代表する味物質（ショ糖，食塩，クエン酸，キニーネ，グルタミン酸ナトリウム（MSG））で舌を刺激したとき，ショ糖の刺激で最も大きな応答を示す脳細胞は甘味を伝

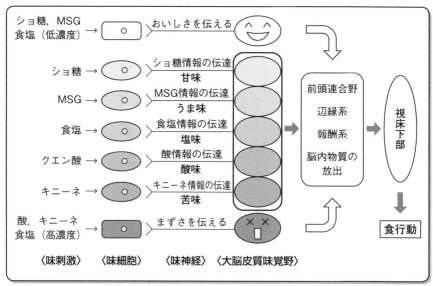

図10-3　ラベルドライン説に基づく味細胞，味神経，大脳皮質味覚野の応答特性
味の質を伝えるルートと，おいしさ・まずさを伝えるルートがあると考えられる。末梢からの伝達系に対応して大脳皮質味覚野では味質応答局在性（chemotopy）がみられる。大脳皮質味覚野の後は，情動性発現から食行動に至る脳機構が存在する。
MSG：グルタミン酸ナトリウム

え，食塩に対して最も大きな応答を示す脳細胞は塩味を伝え，以下同様に，クエン酸に最も大きな応答を示す脳細胞は酸味を，キニーネに最も大きな応答を示す脳細胞は苦味を，MSGに最も大きな応答を示す脳細胞はうま味を伝えるとするのである（図10-4も参照）。

（2）アクロスニューロンパターン（across-neuron pattern; ANP）説

　多数のニューロン間の応答（インパルスの発生数）の違いで味の情報が送られるとする考え方である。なお，ニューロンとは神経細胞のことで，脳の神経細胞を脳細胞という。ショ糖をなめたときにAの脳細胞は1秒間に30個のインパルスを発生するが，酸をなめたときは3個しか出ない，Bの脳細胞ではショ糖の刺激で3個，酸の刺激で5個，Cの脳細胞ではショ糖で4個なのに酸で35個出た……といったように，数多くの脳細胞でインパルスの発生数を調べると，味の違いで異なるということがこの説の根拠になっている。この説では，どの脳細胞も等しく重要な役割を演じることから，空間パターン（spatial pattern; SP）説ともよばれる。

　またこの説は，電光掲示板で絵を描いたり，文字を書いたりすることにたとえることができる。多数の発光素子が配列されていて，どれとどれが光るかによって，全体としてみたパターンが形成される。新幹線に乗ると車輌の前方にニュースの文字が流れるのがこのパターンである。

　先に述べたLL説と最も異なることは，LL説では極端にいえばたった1個の脳細胞が活動しても味を感じることができるが，ANP説では数多くの脳細胞が活動してパターンをつくらないと味の質はわからないということである（図10-4）。

（3）テンポラルパターン（temporal pattern; TP）説

　時間経過とともに発生するインパルスの頻度やリズムなどのパターンの違いによって，味の情報が伝えられるとする考え方である（時間パターン説ともいう）。例えば，インパルスの発生リズムがトントントンと一様なリズムなら塩

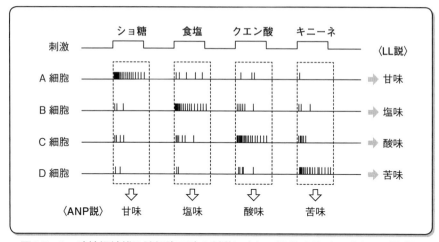

図10-4　味神経線維や脳細胞で味の刺激に応じて発生するインパルスの模式図
1つ1つの細胞ごとに味の情報が伝えられるというLL説，多くの細胞間のインパルス発生の相違（パターンの違い）により味の情報が伝えられるというANP説の概念．

味，トトントトンと波打つようなリズムなら甘味といった感じである．しかし，味の識別に要する最短の時間は，食塩で約0.5秒，ショ糖では0.7秒であるから[2]，インパルスの経時的パターンを形成するにはあまりに短すぎる．

このため，テンポラルパターンで速やかに味の情報が送られることには懐疑的な人も多い．しかし，味の種類により，特徴的なテンポラルパターンが生じることは，実験的に示されている．ゆっくり微妙な味の違いを識別するようなときはテンポラルパターンも関与している可能性を否定することはできない．

4．第1次味覚野における情報処理と味質応答局在性

（1）味質応答局在性とは

味覚の中継核や大脳皮質味覚野には，基本味のいずれかによく応じる細胞が集まって局在的に分布する可能性が指摘されている．このような味質特異性応答ニューロンの局在配置のことをchemotopy（味質応答局在性）とよぶ．

延髄，橋の味覚中継核である孤束核や結合腕傍核での味質応答局在性の存在

は，唾液は酸味により最も有効に分泌される，インスリンは甘味刺激により分泌される，さらには，苦味刺激によって大きく口を開ける特有な嫌悪性行動が生じる，といった味質特異性の反射活動の神経解剖学的基盤となる．

(2) 末梢から中枢への情報の伝達

第5章と本章で述べたように，味細胞はいずれか1つの味覚受容体を発現するという分子生物学的研究の結果や，味覚神経単一線維は基本味のいずれかに最もよく応じるという知見から，末梢ニューロンレベルではラベルドラインで味の質が伝えられると考えられている（図10-4参照）．そして，マウスの大脳皮質味覚野には，基本味のそれぞれに応じるニューロン集団は重ならずに局在配置しているという報告[3]がある．

しかし，脳に情報が送り込まれると，中枢ニューロンレベルでは，種々の入力が個々のニューロンに収束すると考えられるので，末梢ほど純粋なラベルドラインの存在は考えにくい．ラット，モルモット，マウスなどげっ歯類の味覚中継核，大脳皮質味覚野を対象とした多くの実験結果は，大まかな（重なり合う）味質応答局在性の存在の可能性を指摘している[4]．すなわち，重なりが大きく，明瞭な局在分布とはいえないが，ラットの大脳皮質味覚野内で前から後に甘味，塩味，酸味，苦味の順に局在分布していることから，末梢から送り込まれるラベルドラインの情報はこのような形で反映されていることがわかる．

(3) 味質応答局在性による情報処理

味覚野のchemotopyの概念は，聴覚野のtonotopyや体性感覚野のsamatotopyからきたものである．解剖学的に決められた部位のニューロンが興奮すると，特有の感覚が生じるという概念である．もし，基本味に対する味質応答局在性が前後方向に甘味，塩味，酸味，苦味の順に存在すれば，最も前方のニューロン群が活動すると甘いという感覚を生じさせ，最も後方のニューロン群が活動すると苦いという感覚を生じさせることとなる．つまり，大まかな味の判断は速やかになされると考えられる．しかし，サッカリン，グルコース，キシリト

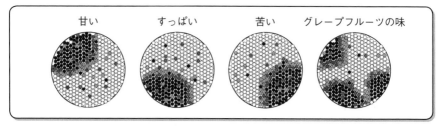

図10-5　大脳皮質第1次味覚野における空間パターンによる味質情報処理の概念図
数多くの小さな丸は味覚野内の脳細胞を示す。ランダムな空間パターンではなく，味質応答局在性に基づくパターンである。

ール，アラニンなど甘味物質間の味の違いといった，より詳細な質的な分析は多くの脳細胞の興奮パターンの相違によりなされる。このときのパターンの違いは，味質応答局在性を反映した大脳皮質味覚野全体のパターンである。

すなわち，大脳皮質味覚野では，ラベルドラインを反映したアクロスニューロンパターンによって，味刺激のそれぞれに特徴的なパターンが形成されるものと思われる（図10-5）。

ヒトの非侵襲的脳機能計測でも味質応答局在性の存在を示唆する報告がある。機能的磁気共鳴画像法（fMRI）を用いた研究[5]によると，5基本味のそれぞれに対する第1次味覚野の応答にはモザイク様の味質応答局在性が認められる。ただし，その局在パターンは個人差がきわめて大きいが，各個人にとっての味質応答局在性は継時的に変動することなく安定しているとのことである。ヒトの大脳皮質における味質応答局在性については，今後より詳細に研究する必要のある重要な課題である。

5．第1次味覚野および第2次味覚野における情報処理

第1次の大脳皮質味覚野は，前頭から頭頂にかけての弁蓋部と島に存在し，視床の味覚野からの直接の味覚情報の入力を受ける。第1次味覚野の損傷を受けた患者は，味がわからなくなり，食べ物がおいしくなくなって，食欲がなくなる。サルの第1次味覚野の細胞活動を記録すると，空腹であっても満腹であっても，味に対する細胞の応答性は影響を受けず一定である。すなわち，第1

次味覚野の主な働きは味の質と強さの分析であり，ここからの情報を受ける第2次の大脳皮質味覚野と扁桃体がおいしさの評価に関わる。

　第2次味覚野は前頭連合野にあって，眼窩前頭皮質とよばれる部位である。サルの第2次味覚野を調べると，この部には味覚情報のみならず，視覚，嗅覚，口からの触覚などの情報が集合し，統合されている。また，情動の座として知られる扁桃体や食行動の中枢である視床下部からの入力もある。このため，第2次味覚野の特徴として，空腹時には味の刺激に対して細胞は大きな応答を示すが，満腹してくると応答性が悪くなることが知られている。また，ある1つの飲み物や食べ物を摂り続けると飽きていやになってくるが，別の食べ物なら摂取できる現象を「感覚特異性満腹」というが，その背後の神経機構が第2次味覚野にあることも実験的に示されている[6]。

引用文献

1) Inui-Yamamoto C, Furudono Y, Yamamto T, et al.: Hedonics of taste influence the gastric emptying in rats. *Physiol Behav*, 2009 ; **96**; 717-722.
2) Yamamoto T, Kawamura Y: Gustatory reaction time in human adults. *Physiol Behav*, 1981; **26**; 715-719.
3) Chen X, Gabitto M, Peng Y, et al.: A gustotopic map of taste qualities in the mammalian brain. *Science*, 2011; **333**; 1262-1266.
4) Yamamoto T, Yuyama N, Kato T, et al.: Gustatory responses of cortical neurons in rats. II. Information processing of taste quality. *J Neurophysiol*, 1985; **53**; 1356-1369.
5) Schoenfeld MA, Neuer Y, Tempelmann C, et al.: Functional magnetic resonance tomography correlates of taste perception in the human primary taste cortex. *Neuroscience*, 2004; **127**; 347-353.
6) Rolls ET: Information processing in the taste system of primates. *J Exp Biol*, 1989; **146**; 141-164.

第11章 おいしさの感覚要素

1．おいしく味わうための感覚

　食べることは楽しみであり，喜びでもあるが，食べるという行動は異物を体内に取り込む作業でもあるから，食行動はすべての感覚を動員する注意深い警戒行動が基本をなしていたものと考えられる。今日の飽食の時代，日本のような安全な社会においては，食事に際して警戒行動をとることはまれであっても，すべての感覚が関与する行動であることには変わりがない。食事に際しての感覚をおおまかに分類すれば，次のようになる。

①食物を摂食する前の感覚：視覚，嗅覚
②口に入れたときの感覚：味覚，触（圧）覚（歯ごたえ，舌ざわり，噛み心地などの食感），温度（冷，温，熱）感覚，痛覚，聴覚（咀嚼音）など
③飲み込んだあとの感覚：内臓感覚，満足感，至福，場合によっては腹痛，吐き気など

　各感覚の間では相互作用がある。その基本は過去の食経験に依存して生じるものである。ある食物，例えばバナナを食べると，そのカーブを描いた棒状の形態，黄色い色，皮をむいて食べたときのややねっとりした食感，甘い味，そして同時に生じる特有の香り，嚥下する時ののど越しの触感，食後のおいしさの実感と満足感などを経験する。このような経験を何回か繰り返すと，これらの感覚や感情が一体化したイメージ（心象）が脳内に形成され，固定される。バナナと聞けばそのイメージが脳内に想起されるので，そのイメージと一致（適合）する感覚間では正の相互作用となる。しかし，球状の真っ赤な形態で，苦い味がすれば，バナナのイメージとは不一致（不適合）の感覚となり，負の相互作用となる。以下，視覚，聴覚，嗅覚について述べる。

2. 視　　　覚

　視覚情報は，食物の存在場所の認知や食物と非食物の識別に不可欠である。食物を見て，過去に食べた経験があるか目新しい食物であるか，あるいは，自分の好きなものか嫌いなものかを判断するため重要である。特に，食物の呈する色彩は，食欲を左右する大きな因子と考えられている。写真の料理を見ただけでおいしそうと思うが，その写真に人工的に，真っ黒なリンゴや赤いバナナ，青い牛肉などの着色をすれば，まったく食欲を起こさせないようにできる。つまり，食べ物の脳内イメージと一致するかしないかで，食欲が左右される。

　5基本味から思い浮かぶ色を1つ挙げてもらうと，甘味はピンクと赤，酸味は黄色が多く，苦味，うま味，塩味については個人差が大きく，それぞれ異なった7色以上の色が得られる[1]。甘味は熟した果物（イチゴ，トマトなど）の赤色系（暖色系）と結びつきやすく，甘い飲み物に赤く色づけをすると甘さをより強く感じることも知られている。これは，熟れて甘くなった木の実は赤く色づくことを進化の過程で身につけたことと関係があるのだろう。酸味の黄色は，レモンの色からのイメージだと思われる。カプサイシンの辛みは90％以上の人で赤と答えたが，トウガラシの色のイメージからきているのであろう。

　最近，仮想現実感（vertual reality）や拡張現実感（augmented reality）の技術を用いることにより，食品には手を加えずに，見た目だけを変えることができる。例えば，赤身のマグロのさしみをトロやサーモンのように見せると，トロやサーモンを食べているように感じたり，コーヒーをカフェオレに見えるようにすると，苦味が減少したように感じたりする[2]。

3. 聴　　　覚

　食行動に作用する音には，大きく3つある。

　1つは環境音である。ムードあるバックグラウンドミュージックなどが流れると，落ち着いておいしく食事ができるが，騒音のもとでは音に気をとられて満足に食事ができない。

2つ目は、食欲中枢を直接刺激するような音である。例えば、近くで誰かがうどんやそばをツルツルと音を立てながら食べているようなときで、特定の食対象物に対するイメージと結びついて食欲がわく場合が考えられる。

3つ目は、食物の物理的性状により生じる咀嚼時の固有の音（響き）である。食物固有の咀嚼音は、おいしく食べるうえで重要な要因である。食品ごとにその物性、テクスチャー、噛みごたえなどのイメージができているため、パリパリするはずのせんべいが湿気ていればおいしくないことになるのである。

4．嗅　　　覚

（1）嗅覚のしくみ

嗅覚神経系は味覚系に比べてはるかに精巧で、数多くのにおいを識別することができる。そのしくみを要約すると以下のとおりである。

1）鼻腔の嗅粘膜にある嗅細胞の働き

鼻腔上部の嗅粘膜とよばれる部分には数百万の嗅細胞が並んでいる（図11-1, 2）。嗅細胞には、「1種類の受容体のみを発現する」という原則がある。これは味細胞と基本的には同じであるが、味細胞との大きな違いは、におい分子（においのもととなる物質）を受け取る受容体はマウスで約1,000種類、ヒトでは約350種類もあることである（味細胞では大きく5種類）。

もう1つの特徴は、受容体は特定のにおい分子と結合するが、1つのにおい分子は数種類の異なった受容体と結合できることである。図11-3に模式的に示すように、これは受容体が分子構造の一部を認識するからである[3,4]。

2）脳内における情報の伝達

嗅細胞群の活動は大脳にある嗅球に送られる。嗅球表面には数千個の糸球（糸球体ともいう）がぎっしり並び、同じ受容体を発現する嗅細胞からのすべての配線は1つの糸球に集まる。つまり、個々の糸球は特定の1種類の受容体からの信号を集めている。受容体の分布が糸球の分布として再現されていることになり、個々のにおい分子は糸球の活動の組合せとして情報化される。その組合せは莫大な数になるので、数10万のにおいの識別も可能となる。

4. 嗅　　覚

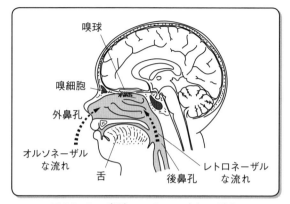

図11-1　鼻腔への2つの空気の流れ
外鼻孔から入る空気の流れをオルソネーザルな流れといい，後鼻孔を通って逆流するように入る流れをレトロネーザルな流れという。

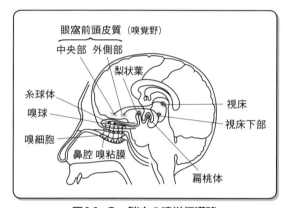

図11-2　脳内の嗅覚伝導路

出典）渋谷達明：匂いの謎：嗅覚の世界を探る．八坂書房，1999．

　バナナやコーヒーなどには100種類以上のにおい分子が含まれている。その種類の組合せとその割合により，受容体（すなわち，糸球）が刺激され，食品特有の興奮パターンが形成される。その情報が嗅皮質（梨状葉ともいう）に送られ，特有の香りが生じる（認識される）ことになる。
　一方，AのにおいとBのにおいを混ぜると融合されて別のにおいに変わることが知られている。これは，AのにおいとBのにおいを混ぜると糸球の興奮パ

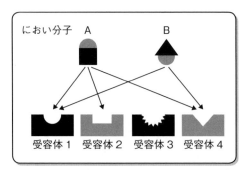

図11-3　嗅覚受容体とにおい分子の組合せ
受容体は分子の一部を認識するので，におい分子Aは受容体1，2，4と結合し，Bは受容体1，4と結合する。このように結合する受容体の組合せのパターンの違いとして，各においは識別される。
出典）東原和成，杉本久美子：嗅覚と味覚のしくみ．ニュートン，2016; **36**; 71-81.

ターンはAのパターン＋Bのパターンであるが，Cという別のパターンとして認識されるからである。嗅皮質からは，扁桃体，視床下部，視床，眼窩前頭皮質，海馬，島皮質などに情報が送られ，「おいしい食べ物のにおいなら，摂取意欲の亢進」「味との連合」「空腹感との連合」などが生じる（図11-2）。

3）プルースト効果

　下等な動物の生活が，視覚や聴覚以上に嗅覚に依存していることからも想像されるように，脳の嗅覚系は発生学的にも古く，情動や記憶に関わる部位とも密な連絡がある。においが古い記憶を呼び起こすという現象がある。フランスの作家プルーストの小説『失われたときを求めて』で「無意識に紅茶に浸したマドレーヌを口に運ぶと，その香りにより幼いころの記憶が突然呼び起された」という記述から，この現象を「プルースト効果」としてよく引用される。

（2）食行動における嗅覚の重要性
1）においとおいしさ

　おいしく味わう際に嗅覚の役割は大きい。
　食物を口に入れる前のにおいは，食欲に大きな影響を及ぼす。このときのに

おい物質は鼻の前方，つまり外鼻孔から鼻腔内に入り，嗅細胞を刺激する。この空気の流れをオルソネーザル（orthonasal）な流れという。

また，咀嚼中に生じるにおいは，後鼻孔（内鼻孔，鼻咽腔）を通って後方から逆流するように鼻腔に入り込む。これをレトロネーザル（retronasal）な流れといい，味覚と複合して混然一体となった感覚を引き起こす（図11-1）。この複合感覚を風味（フレーバー）と称する。我々が日常的に食べ物の味と認知している本体は，この風味であることが多い。例えば，カゼをひいて鼻がつまったりすると，においが十分感じられず，おいしいと思わなくなる。

2）においの作用

においの作用に，精神活動や自律神経活動に対する影響がある。一般に，よいにおいは人の気分を爽快にし，落ち着かせるが，悪臭は頭重感や頭痛を起こしたり，精神を不安定にしたりする。よいにおいをかげば，深く，ゆっくりした呼吸になり，血圧が下降し，過度の緊張をほぐすなどの鎮静効果が生じる。

もう1つの大きな作用は，食物中の揮発性成分（香気性分）による食欲に対する直接的な影響である。好物のにおいをかぐと，食欲がそそられ，胃腸の運動が高まる。逆に腐ったもののにおいをかぐと，食欲はなくなり，吐き気がしたり，胃腸の運動や消化液の分泌が抑えられたりする。食物（特に，果物や料理）は，新鮮なものやでき立てを食べるとよりおいしく味わえるのは，食物中の香気性分が豊富に揮発して香りが強く生じていることも理由の1つであろう。

3）食欲を抑えるよい香り

悪臭ではなく，心地よい香りで食欲が抑えられるという報告がある。

1つはグレープフルーツの香りで，交感神経を活性化するので，エネルギー消費が促進され，摂食も抑制される[5]。もう1つは桂花（中国，台湾のキンモクセイ）の香りである。これは日本のキンモクセイの香りに比べてマイルドで，副交感神経を活性化させるとともに，香りの神経情報は視床下部に作用し，摂食促進ペプチドの発現を抑え，摂食抑制ペプチドの発現を促進する[6]。すなわち，食欲，摂食が抑制される。グレープフルーツと桂花の香りは，その作用のしくみは異なるが，ともに食欲を抑え，体重減少効果が期待される。

（3）嗅覚と味覚の相互作用
1）風　　味

　食べ物や飲み物を摂取するとき，多くの場合，これらに固有の嗅覚と味覚が生じるため，脳内イメージ形成においてその感覚は連合しやすく，一体化した複合感覚（風味）として記憶される。なお，食物を特徴づけて同定できるのは，意外とにおいによるところが大きい。すでに述べたように，嗅覚の識別能力は優れているからである。味覚は味の成分を細かく識別することが難しい反面，おいしい，まずいという情動性の評価には優れていて，即座に判断できる。

　風味として味わっているということは，どちらかの感覚が感じられないとおいしさが減弱することを意味する。例えば，鼻をつまんでにおいが感じられないようにするとフルーツドリンクは甘い水になってしまう。逆に，甘味抑制物質のギムネマ酸を口に含んでフルーツドリンクを口にするとオレンジ，ピーチ，パイナップルなどの香りのする水になってしまう。我々は，においと味の融合体として食品を味わっていることが理解できる。

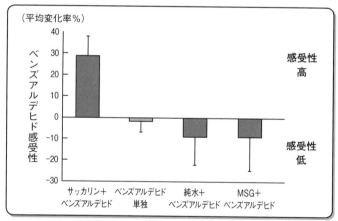

図11-4　ベンズアルデヒド（チェリーの香り）に対する閾値測定からみた感受性変化
グルタミン酸ナトリウム（MSG）のうま味を味わっているとき，ベンズアルデヒドの香りの感受性は低下するが，サッカリンの甘味を味わっているときは感受性が増大する。
出典）Dalton P, Doolittle N, Nagata H, *et al*.: The merging of the senses: integration of subthreshold taste and smell. *Nature Neurosci*, 2000; **3**; 431-432.

2）摂取経験による効果

　脳内イメージが形成された感覚は，互いに促進的相互作用をもつ。例えば，ベンズアルデヒド（チェリーの香り）の閾値は，図11-4に示すように，サッカリンのような甘味物質を口に含むと感度が高まるが，チェリーの香りとうま味といった日常的に経験のない組合せでは効果はみられず，むしろ感度は低下する。チェリーの香りと甘味は連合して記憶されているからである。逆に，嗅覚により味覚が増強されることもある。3％のショ糖（スクロース）をイチゴの香りとともに味わうと甘味が最も増強され，以下，ミルク，メロン，パイナップルの香りの順に効果は弱くなる。そして，ミントの香りと一緒に味わうとむしろ甘味は有意に低下する[7]。これも，これまでの摂取経験に基づく学習効果によるものと考えられる。

　においの刺激だけでも，関連する脳内イメージを想起したり，予測することが可能である。しょうゆラーメン，ソース焼きそば，カレーライス，ウナギの蒲焼きなどのにおいを嗅いだだけでその食べ物を想起し，思わずよだれが出そうになるのは，経験に基づく予測の効果である。

引用文献

1) 伊藤輝子：色のマジック．おいしさの科学ニュース，2016；Vol 42.
2) 岡嶋克典：おいしさを左右する食品の見た目と咀嚼音．おいしさの科学ニュース，2016；Vol 43.
3) 森　憲作：香りを感じる脳のメカニズム．*Hasegawa Letter*，2008；**25**；2-7.
4) 東原和成，杉本久美子：嗅覚と味覚のしくみ．ニュートン，2016；**36**；71-81.
5) 永井克也：嗅覚刺激の自律神経と生理機能に与える影響．日本味と匂誌，2006；**13**；157-168.
6) Yamamoto T, Inui T, Tsuji T: The odor of Osmanthus fragrans attenuates food intake. *Sci Rep*, 2013; **3**: 1518. doi: 10.1038/srep01518.
7) 坂井信之，石原裕子，斉藤幸子：ニオイによる味覚増強効果はニオイに対する味覚イメージの影響を受ける．日本味と匂誌，2002；**9**；423-426.

第12章 おいしさと食行動

1. おいしさとは？

　おいしさは，飲食物摂取に際して起こる嗅覚や味覚を中心とした各種感覚の統合の結果生じる快の「情動」である。食べ物によっては，おいしさ発現に食感（テクスチャー）も重要な役割を演じる。心身の健康状態や食環境などもおいしさの発現に大きな影響を及ぼす（図12-1）。「情動」とは，快感・不快感を基本とした「感情」と，それに伴う「行動」の同時的発現であると，筆者は理解している。感情はその人の内省的なもので，外部からはうかがい知れないところがあるが，行動を見ることにより推察することができる。

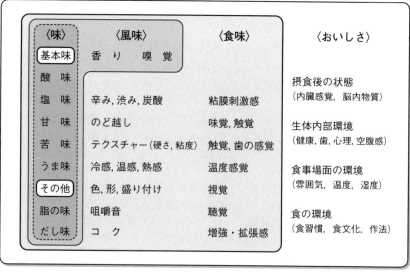

図12-1　おいしさの要因

1）おいしいときの感情と行動

　おいしいときの感情としては，感激，喜び，うれしい，好き，幸せ，うっとり，楽しみ，といった言葉で表現することができ，行動としては，「おいしい」と口にする，にっこりする，うなずく，目を見開く（特に，意外なおいしさ，強烈なおいしさに驚く場合），目を閉じる（幸せに浸り，うっとりするとき），摂取行動の促進（かぶりつく，速く食べる，なくなったら探し求める，たくさん食べる）などがある。このような感情や行動を引き起こすのは，感情や行動に関わる脳の働きである。

　情動は自律神経の活動とも連動する。一般的に，おいしさの実感は副交感神経の活動と相関するとされるので，おいしさの客観的な指標として副交感神経の活動をモニターすることもある。あまりのおいしさや意外なおいしさに「驚く」ような場面では交感神経が関与し，おいしいものをさらに欲求する行動発現のときも交感神経が働く。

2）おいしさの役割

　おいしさは食の楽しみ，喜び，至福感につながり，QOLの向上にとって重要であるが，もう1つの大切な働きは，そのおいしい食べ物の摂取を促進させる原動力となることである。したがって，おいしいときの行動は，おいしさを楽しむ感情的な側面と，そのおいしいものをもっと手に入れたいという欲求に関係する側面からなると考えられる。

2．体にいいものはおいしい

　おいしいものは，エネルギーのもとになる糖分（甘味）やタンパク質のもとになるアミノ酸（うま味），あるいはミネラルとしての食塩（塩味）など，常に体が必要とするものである。生きるため，活動するために必要なものを摂取したときのおいしさ発現は，長い進化の過程で遺伝子に組み込まれた生得的なものである。これらの物質を含めて体が必要とするものは，欠乏状態にあるときは特においしいと感じる。欠乏状態が解消されればおいしさは減弱するが，体が溜め込むことのできる生得的においしいものは充足状態でもおいしい。

例えば，尿排泄の促進や大量の発汗により，体内ナトリウム（Na）イオンが欠乏気味になると，塩からいものがとてもおいしく，それを求めるようになる。一方，欠乏していなくても，満腹状態でもおいしいと感じさせるものの代表は，ケーキ，アイスクリームなどの甘いものである。甘いものは常においしい傾向にあるが，保存のきかないNaイオンなどは充足状態になればおいしさの程度も低下する。

3. おいしさの種類

（1）2つのおいしさ

おいしさには2種類ある（図12-2）。

1つは「快楽のためのおいしさ」である。本能的に食べたくなるものを多く含んでいるもの，例えばスナック菓子やケーキなど，高甘味，高脂肪，高カロリーのものは，栄養のためというよりは楽しみのために食べることが多い。

もう1つは，「生きるためのおいしさ」で，栄養のことを主に考えたおいしさである。つまり，日々の食事をおいしく食べるということであり，魚・肉・野菜などいろいろな食材をおいしく調理して食べるということである。目的は，そこから栄養をバランスよくとり，生命維持，行動発現，発育・成長などにつなげることにある。まさに調理人の腕の見せどころである。

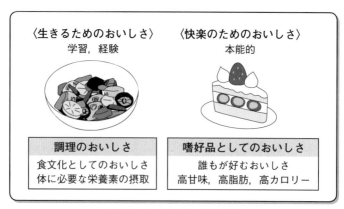

図12-2　おいしさの分類

（2）おいしさの問題点

　適正な食生活では，生きるためのおいしさと，快楽のためのおいしさを区別すべきであるが，現代社会ではその区別があいまいになってきているのが問題である。例えば，高たんぱく質・高脂肪のハンバーガーに甘い飲み物という組合せは，本能的においしいものの寄せ集めである。つまり，この種の食べ物を食事にした場合，そのおいしさは快楽のためのおいしさに他ならない。おいしさのためたくさん食べ，糖分も脂肪分も高いので，肥満にも結びつくのである。生きるためのおいしさの食は，和食であれば，うま味を中心とした味つけにして，そのおいしさとともに種々の食材を食べ，栄養をとることを目指すものである。快楽のための食はあくまで間食とし，おなかがすいたときに少々食べるものとして明確に区別すべきである。

　高甘味や高脂肪が問題なのは，それが「やみつき」になり，過食と肥満を誘導することにある。おいしいと感じたときに出る脳内物質には依存性を生じるものがあり，それが摂食意欲をエスカレートさせることにつながる。それに対して，うま味によるおいしさは，甘味や脂肪ほど強いやみつきを生じない。摂食欲の発現に関与する脳内の報酬系に対する興奮作用が，甘味に比べて弱いとされている。適度なところで食べるのをやめることができるおいしさである。

　すなわち，「快楽のためのおいしさは，本能的なもの」であり，「生きるためのおいしさは，調理のおいしさであり，学習によるおいしさ」でもある。

4．おいしさの成り立ち

　おいしさは，その成り立ちから，生まれつきのおいしさ，物心つくまでに獲得したおいしさ，物心ついてから獲得したおいしさに分けられる（表12-1）。

1）本能的なおいしさ

　生まれつきのおいしさは，遺伝情報に組み込まれた本能的なおいしさといえる。体が常に必要とするショ糖（スクロース）や油脂などのエネルギー源，タンパク質の構成要素のアミノ酸（特にグルタミン酸），体液成分として重要なNaイオンなどのミネラル類をおいしいと感じる。これらを含め，欠乏状態にある

表12-1　おいしさの成り立ち

おいしさの成り立ち		おいしさの例，程度
本能的なおいしさ	栄養素・エネルギー源のおいしさ	・欠乏するほどおいしい
生後に獲得したおいしさ	物心つくまでの経験（無意識の学習）	・食文化 ・おふくろの味
	物心ついてからの経験・学習	・摂取時に快の実感と連合したおいしさ ・情報によるおいしさ ・大人のおいしさ（苦いもの，強い香辛料） ・嗜好品としてのおいしさ（こだわり，やみつき，うんちく）

ものを摂取したとき，つまり体が求めるものを補充したときはおいしい。

2）生後獲得したおいしさ

　物心がつくまでに体得したおいしさとは，幼い頃から何度も繰り返し食べて経験を重ねることで，無意識のうちに揺るぎのないおいしさを獲得するという意味である。魚好きの親からは自然に魚好きの子が育つ。経験と学習により，無意識のうちに獲得するわけなので，我々日本人が気づいたら日本語を話しているようなものである。物心ついたときに食べ慣れていたものは少なくとも違和感はなく，食べ物によってはいつまでもおいしく食べられるのである。その土地の食文化，家庭の味（おふくろの味）がしみ込んでいるともいえよう。

　物心ついてから体得したおいしさは，経験や学習，情報，加齢による生理機能の変化により，後天的に獲得したおいしさである。子どもの頃は敬遠していたものが，大人になって好物や味へのこだわりになることもある。食通といわれる領域に達する人もいる。大人のおいしさは，大脳皮質の前頭葉の連合野が関与し，食の楽しみの究極として嗜好品の文化というものが形成される。

5．おいしさの脳機序

（1）おいしさに関わる脳部位

1）大脳皮質味覚野

　大脳皮質の第1次味覚野では，味の質や強さが識別される（第10章参照）。

第1次味覚野からの情報は，第2次味覚野である前頭葉の眼窩前頭皮質に運ばれ，味覚情報以外の感覚情報も入力され，より統合された情報処理が行われる。脳機能イメージングの研究から，おいしいと思ったときに活動する領域は第1次と第2次味覚野とされている（p.99，図10-1参照）。

イチゴを口にしたとき，甘い味は第1次味覚野，ブツブツした食感は体性感覚野，その香りは嗅覚野というように，大脳皮質の各感覚野で感覚要素が分析され，それらの情報が眼窩前頭皮質に運ばれて「これはイチゴだ」「おいしい」といった食べ物の認知と嗜好性の評価がなされる。これは神経回路としてのおいしさともいえるもので，料理などを口にして数秒以内に「おいしい」という快感発現に関与する情報の流れである。

さらにその先に第3次ともよべる味覚野（前頭連合野）がある。連合作用がより広範になり，より高次になる。味覚に特化した領域ではなく，学習・記憶，連想，情報の解釈，意思決定，意欲，創造，清潔感，モラル，抽象化などに関与する。目の前に大好物に出てくれば，満腹でも食べることができ，まずくても健康によいと思えばがまんして食べ，好きなケーキも太るからとがまんするなど，本能行動としての食欲をも左右する。

2）大脳辺縁系

図12-3に示す扁桃体，海馬，帯状回，中隔野，視床下部をつなぐ回路は情動（喜怒哀楽，快・不快）と記憶に関わる回路で，発生学的にも古く，下等な動物から共通に認められ，まとめて大脳辺縁系（limbic system）といわれる。おいしさに関わる脳部位は，扁桃体，前部帯状回とされ，特に前部帯状回は味に限らず，「幸せだ」と思ったときに活動する。扁桃体は嫌悪感や恐怖感のときにも活動する。海馬は記憶に重要な活動をする。すなわち，食べ物を味わったときの感覚情報がこの回路に入り，おいしい・まずいの情動が発現するとともに，その食べ物を記憶に留める働きに結びつく。また，自律神経の中枢である視床下部も含まれるので，情動反応として交感神経，副交感神経の活動変化が生じる。一方，大脳辺縁系は大脳皮質との間で双方向の情報連絡があるので，おいしさ・まずさに連動した行動を発現することもできる。

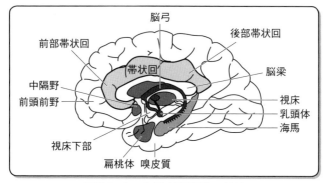

図12-3 右側大脳半球の内面

図12-3に描かれていない重要な脳構造に報酬系(reward system)がある。おいしいもの，快感を生じるものを積極的に手に入れようとする際に働く（図12-4）。

3）扁桃体，報酬系，視床下部

大脳皮質味覚野からの情報は扁桃体，帯状回，報酬系を活動させ，次項に述べる各種脳内物質の放出により，おいしさを実感してその摂取を促進させる。

扁桃体は，おいしさ・まずさの評価，味覚経験に対応した情動反応の発現，脳内物質の放出の誘導などに重要である。扁桃体からの情報は視床下部に直接，あるいは，報酬系を介して送られる。視床下部は食行動とそれに伴う感情表出の実行系である。視床下部の外側野は食欲増進と摂食亢進を司る摂食中枢，腹内側部はその逆の働きをする満腹中枢である。視床下部の働きは前頭連合野からも支配されている（図12-4）。

4）今後の研究課題

近年，ヒトの脳機能計測の結果から，おいしさ・まずさの情動に関与する脳部位は，島皮質（第1次味覚野），眼窩前頭皮質（第2次味覚野），前部帯状回，扁桃体が示唆されている。これらの部位からどのような形で，しかも容易に反応を取り出せるのか，そして，それが官能評価を補完する客観的なおいしさの評価として応用できるか否かは，今後の研究課題である。

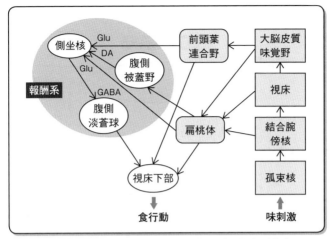

図12-4　ラットの脳内味覚伝導路と報酬系の模式図
基本的にヒトでも同様であるが，ヒトでは，結合腕傍核を経由せず孤束核から視床に直行する。Glu，DA，GABAはそれぞれの経路で働く神経伝達物質（Glu：グルタミン酸，DA：ドーパミン，GABA：γ-アミノ酪酸）。

(2) おいしさと脳内物質

　おいしさの発現から食行動に至る過程で種々の脳内物質が働く（図12-5）。飴やチョコレートなどの甘い味によって，摂取量は促進し，鎮痛作用や抗不安作用が生じる。この作用は，脳内物質の働きによることが示されている。

1) 快感の発現：おいしい

　β-エンドルフィンは，脳内に存在するモルヒネ類似物質である。ラットに味溶液を摂取させ，脳内のβ-エンドルフィン量を測定すると，ラットの好むショ糖やサッカリンを摂取したときに最も大きな値を示す[1]。β-エンドルフィンは，鎮痛作用や抗不安作用があり，至福感や多幸感をひき起こし，耐性，連用性，依存性も生じるので，やみつきにさせる効果がある。

　このほかに，抗不安作用や静穏作用のあるベンゾジアゼピン誘導体や，大麻（マリファナ）に代表されるカンナビノイド受容体作動薬の1つであるアナンダマイドなども，おいしさに関与する脳内物質として知られている[2]。

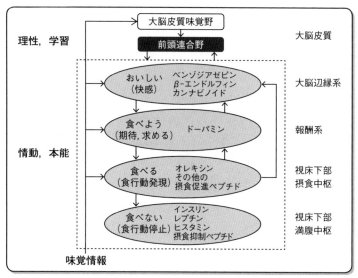

図12-5　おいしさから食行動に至る情報の流れ
関連する脳部位と脳の物質を示す。

2）食欲の発現・促進：食べよう

　おいしいと実感したあとは，そのおいしさをさらに期待して摂取が促進される。このとき働く脳内経路が報酬系である。報酬系の出発点はおいしさの情報を受け取る腹側被蓋野である。神経伝達物質のドーパミンが中脳の腹側被蓋野の細胞でつくられ，側坐核を含む前脳部に送られる。ドーパミンは食べる意欲をひき起こす物質である。自分の好物を見ただけでもドーパミンが出て，食欲がかきたてられるが，ましてや一口食べて味覚情報が脳に入ると，報酬系はさらに活性化される。側坐核からは，腹側淡蒼球を経て視床下部に情報が送られ，摂食促進物質が放出され，実際の食行動が生じる（図12-4参照）。

　一般に，報酬系がもたらす快情動は，摂食・飲水行動，性行動などの動機づけ行動に不可欠であると考えられている。また，報酬系，特に側坐核は，コカイン，アンフェタミン，モルヒネ，アルコール，ニコチンなど，依存性を生じさせる薬物の作用部位でもある。

3）食行動の促進：食べる

　オレキシン（orexin）は，視床下部外側野の細胞が産生し，脳のいろいろな場所に送られるペプチドで，摂食促進作用や覚醒作用を有する[3]。オレキシンをラットの脳内に投与すると，好ましい味の溶液や食べ物の摂取量が増加し[4,5]，胃の消化機能も活性化される[6]。

　また，ラットの咀嚼運動を詳細に分析すると，オレキシン投与により，前歯でエサをかじりとるときの力が大きくなり，かじりとる量が多くなること，臼歯で噛み砕くための咀嚼数はコントロールラットに比べて少ないことなどがわかった[5]。すなわち，一気に多くの量を口に入れるのだが，それを十分に咀嚼せずに飲み込んでしまうのである。これは，ヒトでの摂食障害の一種でもあるbinge eating（ガツガツ食べ）の様相とよく似ていて，このような食べ方がオレキシンによる食べすぎの１つの原因であると考えられる。

4）食行動の停止：食べない

　一方，図12-5の一番下に示すように，食が進むにつれて血糖値が上昇し，インスリンの分泌，そして白色脂肪組織からレプチンの分泌が生じる。これらはすべて視床下部の満腹中枢の活動を高め，満腹感というブレーキがかかる。他方で，視床下部から摂食抑制ペプチドやヒスタミンなどの摂食抑制性物質も分泌されて摂食はストップする。

5）まとめ

　以上まとめると，おいしいとき，脳内にはβ-エンドルフィン，アナンダマイド，ベンゾジアゼピンなど（幸せとゆったりした気分にさせる物質），さらにドーパミン（快感と前向きの気分にさせる物質），オレキシン（覚醒作用をひき起こし，食を活発に促進させる物質）などが連鎖的に放出される。すなわち，食べているときは，ストレスのない穏やかな気分であり，いきいきと頭は冴え，いろいろなアイデアが浮かぶといった知的興奮状態になっているのである。

（3）食べすぎ

　おいしいものを積極的に摂取するのは自然の摂理であり，すでに述べたよう

に，脳にはそういう行動をひき起こすしくみが備わっている．図12-5に示すように，「おいしい→食べよう→食べる→食べない」の方向に進めば食べすぎることはないが，とてもおいしいものを食べたときは，「食べない」へいく前に「おいしい」「食べよう」「食べる」の間をぐるぐる回ることになり，いわゆる「やめられない止まらない」の状況になる．本来は，そのような本能の中枢をコントロールする働きをもつのは前頭連合野であるが，容易ではない．

一方，その前頭連合野はこれまでの経験でとてもおいしかった食べ物を記憶する場でもあるから，そのおいしいものが目の前にあれば満腹でも食べさせる働き（別腹）を生じさせたり，想起することにより「ああ食べたい！」という欲求を生じさせたりする．食べすぎは本能の中枢の暴走を容認する前頭連合野により生じるともいえる[7]．

(4) やみつき

ある食べ物に対してやみつきになるには，まず，その食べ物を口にしたとき強い快感（おいしさ）を伴うことが基本条件となる．その経験を繰り返すことにより，ついには「手放せないお気に入り」，すなわち，やみつきになる．「やみつき」とは，一般的に，自分の意志で抑えようと思っても，それに逆らって欲求のままに行動をしてしまう状態をいう．薬物（アルコール，ニコチン，コカイン，アンフェタミン，モルヒネなど）のやみつきも食べ物のやみつきも，基本的には脳内の「報酬系」とよばれる脳構造が関わることが示されている．

食べ物のやみつきの発現には，少なくとも2つの生得的要因と1つの学習性要因が考えられる．

① コーラやコーヒーに含まれるカフェイン，アルコール飲料中のエタノールといった外因性の物質が，中枢神経細胞に直接作用して，種々の精神作用や嗜癖性を生じさせる場合．

② 脳内のモルヒネ様物質であるβ-エンドルフィンを生体反応として脳内に放出させる食べ物．甘味を発現する糖（チョコレート，ケーキなど），吸収後のエネルギー補充に最も適した油脂類（マヨネーズ，てんぷらやポテトチ

ップスなどの揚げ物),カプサイシンなどの痛み発現物質(キムチ,カレーなど)が代表的な物質である.

③物心つくまでに食べ慣れてしまった食べ物,何らかの状況下でそのおいしさに衝撃を覚えた食べ物,繰り返しの摂取でいつもおいしい食べ物など.生後の学習効果による場合で,個人差がある.

上記のいずれの場合も,摂取時に多くのβ-エンドルフィン放出を伴う.β-エンドルフィンには耐性(脱感作)を生じる性質もあり,より強い刺激を求めるため,摂取量の増加,より高濃度への嗜好などが生じる.好きな食べ物とβ-エンドルフィン放出のこの関係は記憶に留められ,対象物を見ただけで快感を連想させ,それを食べたいという欲求が生じる.欲求と実際の摂取行動は,脳の報酬系に属するドーパミン系の活性化により生じる.ドーパミン系が容易に賦活されるようになった状況が,やみつきの基本的な脳機序である.

引用文献

1) Yamamoto T, Sako N, Maeda S.: Effects of taste stimulation on ß-endorphin levels in rat cerebrospinal fluid and plasma. *Physiol Behav*, 2000; **69**: 345-350.
2) Shinohara Y, Inui T, Yamamoto T, et al.: Cannabinoid in the nucleus accumbens enhances the intake of palatable solution. *Neuroreport*, 2009; **20**: 1382-1385.
3) Willie JT, Chemelli RM, Sinton CM, et al.: To eat or to sleep? Orexin in the regulation of feeding and wakefulness. *Annu Rev Neurosci*, 2001; **24**; 429-458.
4) Furudono Y, Ando C, Yamamoto C, et al.: Involvement of specific orexigenic neuropeptides in sweetener-induced overconsumption in rats. *Behav Brain Res*, 2006: **175**; 241-248.
5) Tsuji T, Yamamoto T, Tanaka S, et al.: Analyses of the facilitatory action of orexin on eating and masticatory muscle activities in rats. *J Neurophysiol*, 2011; **106**; 3129-3135.
6) Kobashi M, Furudono Y, Matsuo R, et al.: Central orexin facilitates gastric relaxation and contractility in rats. *Neurosci Lett*, 2002; **332**; 171-174.
7) 山本 隆:ヒトは脳から太る.青春出版社,2009.

コラム　デザートはなぜ別腹？

　「デザート」は，広辞苑によると，「西洋料理で，食事の最後に出す菓子・果物など」とあります。食事が終わって「ああ満腹した」と思っても，アイスクリームやケーキなどの甘いデザートが出ると，「これは別腹だからね」などといいながらぺろりと食べてしまいます。

　別腹はなぜ生じるのでしょうか？　別腹を理解するための重要なポイントは2つ。満腹かどうかは胃が判断するのではなく，脳が決めるということと，「お腹がいっぱい」と思っても胃にはまだゆとりがあるということです。

　脳の奥深くにある視床下部には，摂食を促進させる摂食中枢（空腹中枢ともいいます）と，摂食を停止させる満腹中枢があります。摂食中枢が活動すると，お腹が空いたから何か食べたいと思い，実際に食べる行動をひき起こします。一方，満腹中枢が働くと，お腹がいっぱいという満腹感とともに摂食行動を停止させます。摂食中枢を活動させるのは血液中のグルコース（ブドウ糖）の量（血糖値）の低下で，満腹中枢を活動させるのは血糖値の上昇です。

　運動をしたり，頭（脳）を使ったり，私たちは活動するとグルコースを消費し，空腹感が生じて食事を始めます。食事が進むにつれて飲み込んだ糖分やでんぷんなどの炭水化物が分解・吸収されて血糖値が上昇し，摂食中枢から満腹中枢に活動がシフトします。そして，「ごちそうさま」となります。胃の拡張の情報も満腹中枢に入り，満腹感を高めます。しかし，このときの胃は，決してはちきれんばかりに満タンになっているわけではありません。まだゆとりがあっても脳では満腹のサインを出しているのです。もし，胃が本当に満タンで何も入る余地がないときは，「お腹がいっぱいで満足」と感じるのではなく，「食べすぎて苦しくて，横になるか，吐き気を催す」状態になるはずです。

　満腹には2種類あります。たくさんの食べ物を食べてお腹がいっぱいと感じる満腹と，ある限られた味のものばかりを食べ続けてその味に飽きてくる満腹（感覚特異性満腹といいます）があります。後者は例えば，バナナばかりを食べ続けるともうバナナはいらないと思いますが，そこにリンゴやイチゴなどの別の果物が出てくると，それは食べることができるといったことです。

　食事のあとに出るデザートはアイスクリームやケーキなどの甘いものです。食事中の味は主に，うま味，塩味，酸味が主体で，甘味ではありません。つまり，甘味には感覚特異性満腹にはなっていないのです。特に洋食の場合は，食

事中に炭水化物をそれほど摂りませんので，むしろデザートとして最後に甘い大きなケーキなどを食べて炭水化物を補充するとも考えられます．たぶん，西洋の人は別腹という観念でデザートを食べるのではなく，デザートも食事の一部ということなのでしょう．

　以上のことを含め，さらに詳しく別腹の成り立ちを説明しましょう．

①満腹感は胃が決めるのではなく，脳が決める：多くの場合，胃にはまだゆとりがあります．

②感覚特異性満腹：食事のメニューには満腹するほど甘い味の料理は出ないので，食後には甘いものを受け入れることができるのです．もし，甘いものに満腹したとすれば，別の味を受け入れることができます．

③別腹は対象物を見たときから始まる：別腹が生じるためには，目の前に出てきたものが，過去の経験により自分の好物であること，あるいは食べるとおいしいであろうことを予測させるものであることが必要です．もし初めてのものであれば，一口味わっておいしくなくてはなりません．

④脳内物質が関与する：おいしそうなものを見たり，一口食べたりすれば，視床下部の弓状核から脳内モルヒネともいわれるβ-エンドルフィンが，摂食中枢の細胞から摂食促進物質であるオレキシンが分泌されます．さらに，もっと欲しいと思い積極的に求めると，中脳の腹側被蓋野からドーパミンが放出されます．これらの物質が，満腹中枢から摂食中枢にスイッチを切り替える原動力になるのです．

⑤オレキシンは胃の動きを活性化する：オレキシンが放出されると，胃は食べ物を受け入れて小腸に送り出す運動を活発に行うようになり，胃にはさらにゆとりができます．これが別腹の本態ともいえるでしょう．

　最後にまとめますと，「"満腹だ！"と脳で判断しても，実際にはまだ胃には余裕があり，しかも，食事には甘い味のものがあまり入っていない，つまり，甘味には感覚特異性満腹にはなっていないため，デザートを前にすれば，おいしそうという視覚情報，甘くておいしいという味覚情報で摂食欲が満腹感に打ち勝って食べてしまう」，これが別腹です．おいしいものがあふれている飽食の時代にあって，摂食欲は容易にブレーキとしての満腹感を越えてしまいます．食べすぎを防ぐには，満腹感という体内の信号を忠実に守り，強い意志でおいしさの誘惑に対抗するしかありません．

第13章 味覚学習と食べ物の好き嫌い

1. 味覚行動

　食べ物を味わったときに生じる行動をまとめて味覚行動とよぶ。味覚行動には生得的なものと，経験・学習・記憶などで獲得される後天的なものがある[1]（図13-1）。

　生まれつきの行動の中には，味による唾液分泌や顔面表情の変化などの「反射性応答」や「新奇恐怖（neophobia）」がある。新奇恐怖とは，初めて経験する食べ物を警戒し，においをかいでみたり，少し口にして味わってみたり，安全性を確かめようとする行動である。

　後天的な味覚行動は，経験や学習に基づく行動である。新奇恐怖で警戒してもそれが不快感を伴わず安全であることがわかれば，以後の摂取は警戒することなく安心して食べることができる。これは「安全学習」を獲得したからである。食経験が豊富になれば，識別能，弁別能が上昇し，微妙な味の違いが認知可能となる（「弁別学習」）。食べたときいつも快感を伴うと，その食べ物が好き

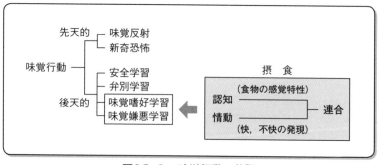

図13-1　味覚行動の分類

になる。これを「味覚嗜好学習」という。逆に不快感を伴うと嫌いになる。これを「味覚嫌悪学習」という。種々の食べ物を口にする雑食性の動物は、このように食物摂食時に生じる味（強さや質）と情動性（快感，不快感）を連合して学習し，記憶に留めておくことにより，食べられるものと食べられないものの仕分け，すなわち，食のレパートリーを形成することができる。

　味覚嫌悪学習や味覚嗜好学習を獲得したあと，学習した食物の味に対して脳細胞は長期的に活動が促進されることが知られている。ラットの脳細胞にふだん食べ慣れている固型飼料の味によく応じるものが出現したり，スイカが好きになったサルの脳にスイカによく応じる細胞が出現してくるのである。おいしさのレパートリーを広げるためには，数多くの食べ物を積極的に食べ，脳細胞に可塑的応答増強を生じさせる必要のあることを示している。

2．味覚嗜好学習

　食べ物が好きになるためには，その味がよいことが基本条件であるから，味覚嗜好学習という言葉を用いるが，香りなど味覚以外の要素も関与して好きになることを勘案すれば，「食物嗜好学習」というほうがより適切であろう。

1）食べ慣れること

　食べ物が好きになるための1つの条件は，繰り返しの摂取で食べ慣れることである。特に，幼少期に経験することが有効である。その結果，物心つく頃には違和感なく自分の食のレパートリーとなっていて，母親（おふくろ）の味，家庭の味，その土地の味といった形でいつまでも記憶に留まるのである。

2）快感を伴うこと

　もう1つの条件は，食べたときに心身の快感を伴うことである。快感の基本はおいしいと感じることである。しかし，おいしいといってもある条件下で一時的においしかっただけで好きになるケースは少ないようである。好きになるためには，繰り返しの摂取でその都度おいしいと感じる必要がある。この点は，次項で述べるように食べたあとで吐き気を催し苦しい思いをすると，1回の体験でその食べ物が嫌いになってしまう場合と大きく異なる。

快感と結びつく食べ物は好きになるが，それは味の良さ（おいしさ）以外の快感でもよい。母親の愛情も大きな意味で快感とすれば，子どもの頃から食べさせてくれた母の手づくりの料理，あるいは誕生日パーティのような楽しい場面で食べたものなどは，好きな食べ物となる。お酒がだんだん好きになるのも，嗜好学習による。お酒を口にしたときの感覚とほろ酔いの快感が結びつき，ついにはお酒そのものがおいしくなり，好きになっていくのである。

3）味覚嗜好と脳内物質

いずれの理由であっても，好きになるということはそれを摂取したときおいしいと感じることである。第12章で述べたように，おいしいと感じるとき脳内にはβ-エンドルフィンなどの快感物質が放出され，その薬理作用により，強い嗜好性が獲得されて持続するのである。

3．味覚嫌悪学習

食事中，あるいは食後に不快な思いをすることが，味覚嫌悪学習獲得の原因になる。例えば，食べたあとで吐き気や腹痛など体調が悪くなった場合，食べたくないものを強要された場合，味・におい・食感などがとてもいやな場合，その食べ物の味が記憶に留められ，その味を手がかりにしてそれ以後の摂取を拒否するようになる。これを味覚嫌悪学習の獲得というが，香りも食感も手がかり刺激になり得るので，大きな意味では「食物嫌悪学習」というほうがより適切である。

1）条件づけ味覚嫌悪

研究室レベルでよく用いられる味覚嫌悪学習のパラダイムに「条件づけ味覚嫌悪」（conditioned taste aversion；CTA）がある[2]。ラット，マウスなどの実験動物が新奇な味の食べ物あるいは飲み物（条件刺激，CS）を摂取したあとで吐き気などの不快感（無条件刺激，US）を伴うと，以後，味を手がかりにしてその食べ物の摂取を嫌う（忌避する）ようになる現象（行動）である（図13-2）。なお，実験室で用いるUSには，催吐剤としての塩化リチウムの腹腔内投与を行うことが多い。実験動物にも1回の経験（CSとしてのサッカリン摂取後に塩化

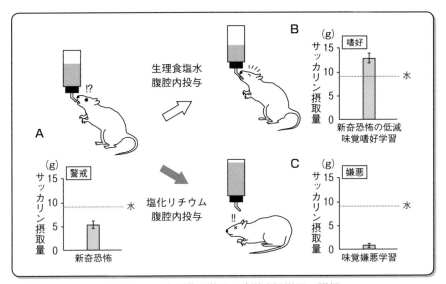

図13-2 味覚嫌悪学習と味覚嗜好学習の獲得
A：味は良くても初めて経験するときは警戒して摂取量も少ない（新奇恐怖）。
B：飲み込んだあと体調に異常がなければ、溶液の味とおいしさ（快感）の結びつきを連合学習し、2回目以降の摂取時には嗜好性が高まる。
C：しかし、摂取後体調が悪くなると（実験的には塩化リチウムを投与する）、味と不快感の連合学習を獲得し、溶液摂取を嫌うようになる。

リチウムの投与）で強い嫌悪学習を獲得させることができる。

CTAに関しては、主にげっ歯類の動物を用いて、種々の観点から膨大な研究がなされている。脳内メカニズムに関しても多くの報告があり、結合腕傍核、扁桃体、報酬系、大脳皮質味覚野がCTAの獲得と保持に重要な役割を演じることが示されている[3]。

2) 嗜好性転換

サッカリンにCTAを獲得させたあとでラットがサッカリンを嫌って避けるのは、サッカリンの甘い味が苦味のようないやな味に変化するからではない。サッカリンは、そのまま甘いのだが、おいしいと思わなくなる（不快感を呈する）のである。このように、快感が不快感に変わることをhedonic shift（嗜好性転換）という。hedonic shiftがどのようなメカニズムで生じるのかを明らか

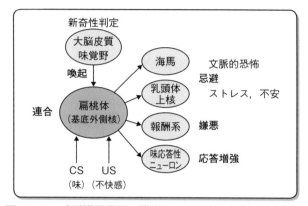

図13-3　味覚嫌悪学習の獲得とその表出に関与する脳部位

にすることが，CTA研究の重要な課題である。hedonic shiftを引き起こすためには，扁桃体の基底外側核が重要な役割を演じる。

3）味覚嫌悪に関わる脳部位

以上述べたCTAの獲得と保持の基本的な条件と部位に関しては，図13-3のようにまとめることができる。

　味刺激（CS）と不快感（US）は，扁桃体基底外側核にて連合され，長期増強効果が生じる。その際，大脳皮質味覚野からその味刺激が新奇なものであるという「喚起（alert）情報」が，より強い増強効果をひき起こす。CTA獲得後は海馬が関与する「文脈的恐怖」（例えば，条件付けられた場所を嫌う），乳頭体上核などが関与するストレス，不安感などに基づく「忌避行動」，報酬系が関与する「嫌悪行動」，そして，脳内各部のCS応答性ニューロンの「応答増強」が生じ，危険情報に対する認知と検出の促進に役立つ。

4．フレーバー学習

　フレーバー（flavor）という言葉は，食べ物を味わうときの味覚と嗅覚の融合した状態を意味し，一般的に「風味」とよばれる。しかし，フレーバー学習というときは，「香り」の学習を意味する。ある香り（におい）がおいしい味と

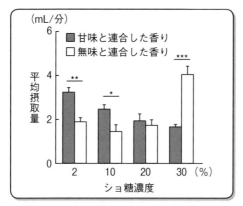

図13-4　離乳期ラットのフレーバー学習
低濃度のショ糖溶液と連合したフレーバーについては嗜好学習を獲得するが，濃度を上昇し，20％溶液と連合したフレーバーには学習を獲得せず，30％溶液と連合した場合には嫌悪学習を獲得した。幼若ラットは高濃度溶液に嫌悪性を示すことがわかる。
$*p<0.05$, $**p<0.01$, $***p<0.001$
出典）Ueji K, Yamamoto T: Flavor learning in weanling rats and its retention. *Physiol Behav*, 2012; **106**; 417-422.

連合されるとその香りに対する嗜好性が高まる（好きになる）ことを「フレーバー嗜好学習」といい，逆にまずい味と一緒になっていた香りを嫌うようになることを「フレーバー嫌悪学習」という。

　喜怒哀楽は記憶に残りやすい。幼少期の強い情動が後々の人生においても忘れがたい記憶として残ることは，どの人も経験するところである。また，食べ物の好き嫌いも幼少期の食経験に基づく要因が大きい。物心つくまでに経験したものは，大人になってからもおいしいもの，好きなものになるのであるが，その根拠の１つは，人を対象にした調査研究で，好きな食べ物ができた時期をたずねると，幼稚園以下と答える人がかなりいるということである（図13-5）。

　人の調査研究では，本当に幼少期の経験が大切かを科学的に明確にすることは難しいので，離乳直後の幼若ラットがフレーバー嗜好学習を獲得するかどうかを調べる実験が行われている[4, 5]。本能的に好きな甘い味の溶液（ショ糖溶液）に，香り（グレープやチェリーの香り）をつけて与えると，その香りを好き

表13-1　フレーバー嗜好学習／嫌悪学習

連合する味刺激		離乳期（3週齢） →		20週齢
		学習獲得		保持
		嗜好	嫌悪	
MSG	0.05 M	×	×	
	0.1 M	×	×	
	0.3 M	×	●	●
IMP	0.01 M	×	×	
MSG＋IMP	0.05 M＋0.01 M	○	×	○
ショ糖	2 %	○	×	×
	10%	○	×	○
	20%	×	×	
	30%	×	●	●
サッカリン	0.1%	○	×	×
グルコース	2 %	○	×	―
	30%	×	×	
フルクトース	2 %	×	×	
	30%	×	●	―
サラダオイル	2 %	○	×	○
	10%	×	×	
	50%	×	×	

○ 嗜好学習の獲得／保持，● 嫌悪学習の獲得／保持，× 学習／保持をしない
― テストせず（結果は未定）

になるフレーバー嗜好学習という手法を用いる．実験の結果，離乳直後の3週齢のラットはこのフレーバー嗜好学習を獲得すること（図13-4），いったん獲得した学習効果は成熟後（20週齢）も保持されることが明らかとなった．

　つまり，幼若時においしい食べ物と連合された香りは，長期にわたり好ましいものとして記憶に留められることが科学的に明らかにされたのである．香りは食物選択の最初の手がかりとなり，味と容易に連合するものであるから，香りの重要性をおろそかにしてはならない．

　表13-1に，筆者らの行ってきた研究結果をまとめて示す．離乳直後のラットは，30％ショ糖と連合した香りを嫌い，成長後もその香りを覚えていて嫌う

ことが示されたが，ショ糖溶液のみならず，おいしいはずのうま味溶液，グルコース（ブドウ糖），フルクトース（果糖），油脂も，濃度が濃くなるにつれて嗜好性が低下し，嫌悪することがわかった。幼少期に強い味つけは禁物であることを示唆している。

5．食べ物の好き嫌い

（1）調査研究からいえること

我々は次のような食べ物の好き嫌いの調査を行った[6]。

1）好きな食べ物

学生（18～23歳）188人（男子60人，女子128人）に対して，「食品，くだもの，調理品など何を含めても結構ですが，あなたが最も好きな食べ物，お気に入りの食べ物があれば書いて下さい。過去の記憶と結びつけて何か思い当たる理由があれば，それも書いて下さい」という内容で調査を行った。その結果，男女とも全員に好きな食べ物があり，102品目にも及んだ。

その内容は個人差が大きく，ある特定の食べ物に集中することはなかった。

好きになった時期は図13-5に示すように，幼稚園，小学校までに約70％の人に好きな食べ物ができる。食経験の拡大とともに好きな食べ物が増えるためか，後述の嫌いになった時期に比べてより高年齢にまで広がっている。

好きになった理由としては，食べたときおいしかったからという当然ともいえる回答が全員から得られた。そのときのコメントとして，母親の手づくり，小さい頃からよく食べた，楽しい思い出と結びついているといった食べ物の有する感覚要素と直接関係のない内容を述べた人が多かったことは注目に値する。父親との思い出とともにイチゴが好きと答えた学生は，「父がよく日曜日に近くの喫茶店へ連れていってくれ，『お母さんに内緒だよ』といって，イチゴジュースを飲ませてくれたのがすごくうれしかった」とコメントしている。

2）嫌いな食べ物

次に，学生（19～21歳）299人（男子143人，女子156人）に対して，上記と同じ要領で嫌いな食べ物に関する調査を行った。その結果，男子学生の86％，

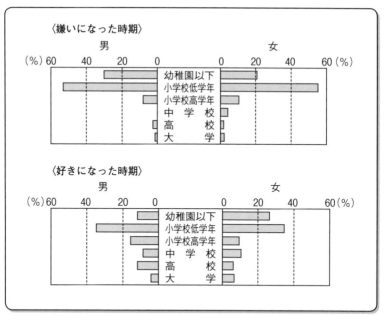

図13-5　食べ物の好き嫌いができる時期

　女子学生の89%に嫌いな食べ物があることがわかった。
　嫌いな食べ物は全体で118種類にも上り，個人差がかなり大きいことがわかった。男女とも納豆を嫌う学生が多かったが，男子では野菜類，女子では肉，海産物を嫌う傾向にあった。
　嫌いになった時期については図13-5に示すように，幼稚園，小学校低学年ですでに約80%の人に嫌いな食べ物ができていて，それが大人になるまで続いている。
　嫌いになった理由としては，食べたあとで気分が悪くなったためという回答が一番多く，次いで，食べたときまずかったため，食べたくなかったのに無理強いされたためという回答が多かった。給食で強制されたという人が意外と多いことが注目される。例えば，ミックスジュースが嫌いと答えた学生は「幼稚園の頃，給食によく出て，あのドロドロした感じが嫌いで飲めなかった。昼休

みになって，みんなが外に遊びにいってもジュースを飲むまで外に出してもらえなかった」とコメントしている。

3）食べず嫌い

嫌いな食べ物の調査で，全体の約1/4の人は，食経験がないのに嫌う（いわゆる，食べず嫌い）食べ物があると答えた。その食べ物の多くは納豆であった。多分に，関西地区での調査結果を反映しているものと考えられる。納豆の好きな人が多い地域では，むしろ好きな食べ物にランクインされても不思議ではない。納豆が嫌いという人は，その理由として「においがいやだ」「ネバネバして見た目が悪い」「親が嫌い」「腐った食べ物だと聞いた」など，味以外の感覚や情報による先入観念で，食べたくない食べ物のリストに入れてしまっているのである。

（2）好き嫌いのない食卓

好き嫌いの多くは，小学校の低学年までに発現する。いろいろな食べ物を経験する離乳期，そして家庭の味とは異なる味を経験する場でもある給食が大きな関門で，このときに不快感を伴うことなくおいしく食べさせる工夫をする必要がある。そのために心がけるべきことを挙げてみよう。

①愛情豊かな賢い親であること：子どもがいやがるような食べ物の場合，無理に口に押し込んだり，嫌いな食べ物と決めつけたりせず，そのいやな要素を隠すなどの調理法を工夫し，繰り返し愛情をもって食べさせることが大切である。がんばって食べたときはほめてあげ，一緒に喜ぼう。

②無理強いをしないこと：保育園や学校の給食に際しては，体調の悪い子，食の細い子，すでに好き嫌いのできている子，初めて食べる子，いつも食べているものとは違う味付けを経験する子などさまざまなので，事情を考えずに無理に食べさせようとしてはいけない。単に，食べず嫌いと思えるときは，励ましながら，上手に食べさせる工夫も必要である。

③楽しく食べること：本来の食事は，気の合った仲間と一緒に楽しく食べるものである。友達同士，一家団欒などの楽しい雰囲気での食事はおいし

く，そのとき食べたものは楽しい思い出とともに長く記憶に残るはずである。

④積極性：小学生では，自立心が出て，食べることに好奇心，興味，関心を抱き，前向きの姿勢になることが大切である。より積極的な作業は自ら調理に参加することである。少々の不出来でも自分のつくったものはおいしく食べるし，食卓での会話もはずむ。

⑤嫌いになってしまった場合：味覚嫌悪学習を獲得してしまった場合，これは一種の恐怖学習であるから，恐怖心をとる努力をしなくてはならない。必ずしも容易ではないが，前向きの姿勢で少しずつ食べる練習をすれば，いずれは食べることができるようになるはずである。「食べず嫌い」は情報操作に起因する場合が多い。解決策の第一歩は「これはおいしいから食べてみたら」と勧められたとき，すなおに口にしてみることである。

子は親の影響を受けて育つ。両親は仲良く，そして，家族一緒に会話をしながら楽しく食べることに心がけたい。これは，食べ物の好き嫌いに関してだけではなく，温かい家庭，家族そろっての食事は健全な人間形成のために基本的に重要なことである。

引用文献

1) Yamamoto T, Ueji K: Brain mechanisms of flavor learning. *Front Syst Neurosci*, 2011; **5**; 1-7.
2) Bures J, Bermudez-Rattoni F, Yamamoto T: Conditioned Taste Aversion: Memory of a Special Kind. Oxford University Press, Oxford. 1998; 1-178.
3) 乾　賢，山本　隆，志村　剛：味覚嫌悪学習における脳内報酬系の役割．日本味と匂誌，2009；**16**；141-151.
4) Ueji K, Yamamoto T: Flavor learning in weanling rats and its retention. *Physiol Behav*, 2012; 106; 417-422.
5) Ueji K, Minematsu Y, Takeshita D, *et al*.: Saccharin taste conditions flavor preference in weanling rats. *Chem Senses*, 2016; **41**; 135-141.
6) 山本　隆：食べ物の好き嫌いを科学する ―おいしさと大脳生理学―．*AJICO NEWS & INFORMATION*, 1996；**181**；1-8.

コラム　苦いものが苦にならないのは大人の証拠？

　2009年1月19日の朝日新聞の「声」欄に，ある主婦（KYさん）が，苦手なクワイを克服しようとする試みを寄せています。要約して紹介しましょう。
　「子どもの頃から，おせち料理に苦いクワイなんかなければいいのにと思っていたところ，結婚してF市に住んでから，F市の特産物のクワイをやたらと見かけるようになった。何とか食べようと工夫したが，むだに終わった。この地では郷土料理として学校給食にもクワイが出るので，小学生の子どもは無理をして食べているのだろうと思って聞くと，意外にも評判がいい。油で揚げて塩をふるだけの調理だというので，家で試してみたところ，独特の苦さが，むしろアクセントになっている。特に揚げたてのアツアツがいい。この調理法によってクワイは『あってもいいな』に変わった。」
　この人は子どもの頃からクワイは嫌いでしたが，今はおいしいものに変わりつつある状況が読み取れます。クワイに限らず，ピーマン，ビール，コーヒーなどは，子どもの頃は苦くてまずくて嫌がるものの代表ですが，大人になるとそれほど苦にならないどころか，やみつきになるほど好きになってしまう人もいます。大人になると味覚が鈍くなって，苦味がわかりにくくなるからではないかという解釈もありますが，味覚が鈍くなるという科学的なデータはありません。
　食経験の乏しい乳幼児は，食べ物の中に少しでも苦いものが入っていると嫌がって食べようとしません。これは，苦味は毒物に結びつくという本能に従った正直な行動です。それが大人になると食べることができるようになるのはなぜでしょうか。日常の食生活で口にする苦い食べ物は毒ではなく，安全で安心できることを知ることが基本的理由ですが，より具体的な答はKYさんの投書の中にあります。
　まず，クワイはそのままではまずくて食べられないが，「油で揚げて塩をふると食べられた」ということは，何らかの調理の工夫で克服できそうだということを示しています。油には苦味を弱める働きがあります。苦味物質は水より油に親和性をもつので，苦味物質を吸着してしまうからです。サラダにフレンチドレッシングなどをかける効用の1つは，この効果を利用して野菜を食べやすくすることにあります。その他，すりつぶす，みじん切りにして他の食材と混ぜる，甘い味付けをするなど，いろいろな調理法があります。賢いお母さん

は，離乳食や幼児食の調理に工夫を凝らし，子どもの反応を見ながらおいしく食べさせる努力をします。

「小学生の子どもは無理をして食べているどころか，評判がいい」とあります。給食の利点は，皆と一緒に食べる，仲間とともに楽しく食べることにあります。少々苦手なものであっても，他の連中がおいしそうに食べているのを見ると，自分もその仲間に入りたくて，食べてみようという気持ちになります。食事の目的の１つは仲間と楽しく食べて交流を深めることです。食べ物を味わうだけでなく，その場の楽しい雰囲気をも食べているのです。保育園や学校の先生は，そのような雰囲気づくりに工夫を凝らすべきです。家庭での食事も同じで，親子そろって楽しく食卓を囲むのが本来の姿です。

「この地では郷土料理として学校給食にクワイが出る」とあります。食文化というのは，小さい頃から育った土地の食べ物，食べ方に馴染み，物心ついたときには，何の違和感もない状態をいいます。私たちが，物心ついたときにはすでに日本語を話し，その土地の方言すら身につけていることと同じです。食べ物が好きになり，おいしいと思う大きな原因は，物心つくまでに知らず知らずのうちに食べ慣れることです。おふくろの味といわれる食べ物は，このようなことに起因してでき上がるのです。

「独特の苦さが，むしろアクセントになっている」ということは，もう苦手意識がなくなっていることを示しています。これまでは，クワイの苦さは受け入れがたいマイナスの評価だったのですが，アクセントという容認性の評価，むしろプラスの評価に変わったということです。クワイは決して苦いだけの食べ物ではなく，ビールにしても決して苦いだけの飲み物ではありません。苦味以外の成分が苦味に打ち勝つほどおいしいと思うようになって「この苦味ならまんざらでもない」と苦味の存在を認める態度になれば，「あってもいい」食べ物に変わるのです。ビールの好きな人は「ビールは苦いからこそおいしい」というはずです。

子どもの頃から苦手意識をもっている場合，このようなプラス思考の認識ができ上がるまでにはかなりの経験と時間を要します。そのため，「苦いものが苦にならないのは大人の証拠」といわれるのです。

第14章 味覚と健康

　食欲があるか否か，おいしく食べられるか否かは，健康チェックのバロメーターである。朝，昼，晩の食事時に食欲がわき，おいしく食べ，満足して食事を終えることができる人は健康である。老化や病的な状態になると味覚機能にも異常をきたすようになり，食べ物に対する嗜好性や食欲も低下し，慢性的にこの状態が続くと，栄養状態にも影響が及ぶ危険性がある。

1．味覚障害

(1) 味覚障害の種類と検査

　心身ともに健康な人が示す味の感受性や嗜好性の範囲を逸脱する場合，味覚機能に何らかの障害（異常）があるとみなされる。味覚障害の種類には，味の感受性が全般的に低下している「味覚減退症」，味をまったく感じない「無味症」，ある特定の味のみがわからない「孤立性無味症」，舌の左右いずれか一側で味を感じない「片側性無味症」，味の感受性が亢進している「味覚過敏症」，何も口に入れていないのに味を感じる「自発性味覚異常症」，塩味を苦味と感じるように本来の味の質を他の味と錯覚する「錯味症」などがある[1]。

　味覚機能の臨床検査には，①各種濃度の基本味溶液をそれぞれ一定量口に含ませてその味を答えさせる「全口腔法」，②味溶液を浸み込ませた直径5mmの円形のろ紙を舌や軟口蓋の局所に置いて調べる「ろ紙ディスク法」，③同様に直径5mmの金属製円盤を局所に置いて微弱な直流通電を行い，金属味と酸味の混じった独特の味が生じるか否かを調べる「電気味覚検査法」がある[1]。③の方法では，通電電流を増減して閾値を調べることにより，容易に定量的な診断ができ，溶液を使わないので測定時間も短く有用であるが，どういう味が障害されているかは特定できない。

(2) 味覚障害の原因と亜鉛欠乏

　味覚障害を主訴とする患者は，女性では40歳以上，男性では50歳以上に多く，70歳代がピークである。2：3の割合で女性が多い。原因には，薬剤の服用による副作用（薬剤性），舌炎・舌苔などの口腔粘膜疾患，味覚神経障害（末梢神経性），高血圧症，胃疾患，肝障害，がんなどの全身疾患によるもの，心因性，中枢神経性，放射線性，内分泌性，遺伝性のものがある（図14-1）。

　味覚障害を主訴とする患者では，血清亜鉛（Zn）値が低下している場合が多い。薬剤の副作用とは，その薬剤成分が血中のZnと結合し，体外に排出させる作用のことで，結局は血清Zn値の低下を引き起こすことによる味覚異常である。また，加工食品やインスタント食品にはZnと結合する添加物や防腐剤を含むものがあるので，このような食物を常時摂取する人にもZn欠乏の危険

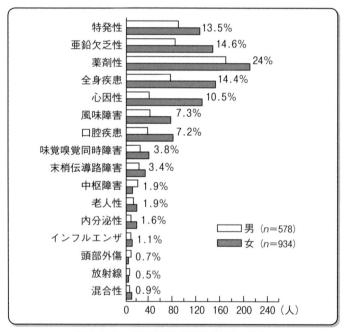

図14-1　原因別味覚障害患者の分布
出典）冨田　寛：味覚障害の全貌．診断と治療社，2011，p.211．

性がある。Znが欠乏すると，細胞分裂の活性化が阻害されるため，速いターンオーバー（入れ替わり）を繰り返す味細胞にも影響が及ぶと考えられている。味覚障害の治療には，硫酸亜鉛等の亜鉛剤が処方される。

Znを多く含む食べ物としては，牡蠣，ホタテ貝柱，牛もも肉，豚もも肉などがあるが，豆腐，納豆，卵などにも含まれているので，栄養バランスを考えた食生活をしていればZn欠乏になることはほとんどない。

2. 味覚と栄養素摂取

(1) アミノ酸欠乏と味覚

必須アミノ酸やビタミンなど体に必要なものが欠乏すると，その欠乏した栄養素を探し出し，選択的に好んで摂取するようになる。これは，味覚，内臓感覚，視床下部外側野ニューロンなどの働きによるものである。

例えば，必須アミノ酸であるリジンを含まないエサを与えられたラットは，種々のアミノ酸溶液の中からリジンを含む溶液を選んで摂取するようになる[2]。リジンの味そのものは決して好ましいものではないが，欠乏時にはその味を好ましいと思って飲んでいると思われる。これは味覚嗜好学習の獲得によるもので，リジン溶液を飲んだときだけ体調がよくなることと，そのときの味もおいしく思うようになることを学習した結果である。味覚が手がかりになっていることは，味神経の働きを止めると，リジンの選択摂取ができなくなることからも示唆される[3]。味覚や内臓からの情報を受け取る視床下部外側野ニューロンは，リジン欠乏時にリジン摂取で大きな応答を示すようになることから，リジンの積極的摂取を促していることがわかる[2]。

(2) 食塩欠乏と味覚

生体にとって食塩（NaCl）は必要不可欠のものである。しかも，血液中や組織液など細胞外液のNaイオン濃度は厳密に0.9%を維持しなくては生きていけない。また，過剰に摂取したNaイオンを貯蔵しておく場所はない。つまり，常に体が必要とするNaイオンを食塩摂取という形で補充する必要がある。

食塩水を最もおいしいと感じるのは,体の浸透圧と等しい濃度（0.9％,つまり0.15Mの濃度）のときで,この濃度を超えると急速にまずくなる。体の細胞外液と同じ濃度の食塩水を最も好ましいと判断するのは理にかなったことであり,過剰な摂取を避けるために高濃度の食塩を嫌うものと思われる。

1）食塩飢餓と食塩欲求

食塩の供給が不足したときや,過剰にNaイオンが排泄されたとき,体は食塩欠乏状態になる。これを食塩飢餓（salt hunger）といい,食塩を強く欲求するようになる（食塩欲求,salt appetite）。すなわち,Naイオンが欠乏すると,本来は嫌う高濃度食塩水を積極的に摂取し,嫌悪反応はほとんど現れない。このことから,Naイオン充足時には高濃度食塩水は動物にとっては不快であるが,Naイオン欠乏時には同じ濃度の食塩水が快に感じられることがわかる。

2）感受性の低下

舌からの味の情報を伝える味神経の食塩に対する活動は,食塩欠乏状態では正常状態よりも減少することが明らかにされている[4]。しかも,活動の減少は食塩に最もよく応じる線維だけに選択的に生じ,他の味質によく応じる線維では生じない。このことから,食塩欠乏時には食塩の味（塩味）に対する感受性が低下し,通常は拒否する高濃度の食塩を摂取するようになると説明できる。

ラットに利尿剤のフロセミドを投与してNaイオン欠乏（欲求）状態にすると,結合腕傍核という味覚中枢伝導路の第2次味覚中枢の脳細胞は,低濃度の食塩水に対して応答性が増大し,高濃度に対しては減少する（図14-2）。このことは,食塩欲求状態になると,低濃度の食塩に対しては感度を上げてNaイオンに対する検出能を高め,よりおいしく感じさせようとし,高濃度のまずい食塩に対しては,感度を下げておいしい味わいにさせて摂取を促進させようとすることを意味している。食塩欠乏時の生体は,より多くの食塩を補給しようとするために,味の感度を調節する巧妙なしくみをもっているのである。

（3）ノンカロリー甘味料の問題点

筆者らは,ラットを,離乳時から成長するまで約2か月間,実験室で飼育し

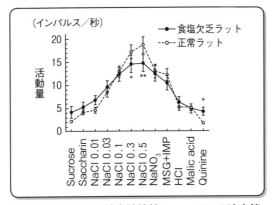

図14-2　ラット結合腕傍核ニューロンの味応答

食塩欠乏ラットは低濃度食塩水に対する応答が大きくなり，高濃度食塩水に対する応答が小さくなる。食塩（NaCl）濃度はモル濃度で示す。

出典）Shimura T, Komori M, Yamamoto T: Acute sodium deficiency reduces gustatory responsiveness to NaCl in the parabrachial nucleus of rats. *Neurosci Lett*, 1997; **236**; 33-36.

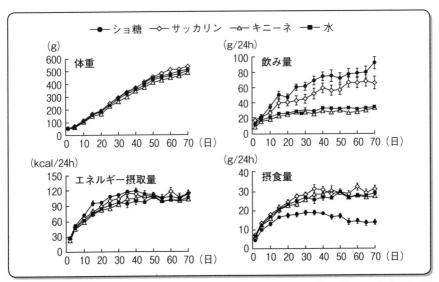

図14-3　4種類の飲料で飼育したラットの体重，摂食量，飲み量，エネルギー摂取量の比較

ショ糖，サッカリン，キニーネの濃度は，それぞれ0.5M，5mM，0.3mMである。

た。第1群は飲み水としてショ糖（スクロース）溶液（カロリーのある甘味溶液）のみ，第2群はサッカリン溶液（ノンカロリー甘味溶液）のみ，第3群はキニーネ溶液（苦味溶液）のみ，コントロール群は水を与え，エサは共通に飼育用固形飼料を与えた。その結果，4群とも1日当たりの総エネルギー摂取量，したがって最終的な体重には大きな差がなかった。第1群は，エサの摂取量を大きく減らし，カロリーコントロールをしていた。有意の差はなかったものの最終的な体重は，第2群＞第1群＞コントロール群＞第3群であった（図14-3）。

　以上から，動物は必要なエネルギーだけを摂取しようとしていること（一般にエネルギーホメオスタシスといわれている），ノンカロリー甘味物質のサッカリンはおいしくてたくさん摂取するが，これだけでは満足できずに，おいしさの摂食亢進作用のためにエサを多く食べ，体重増加に結びついたと考えられる。

（4）体調不良と苦味

　苦い味のものは毒物だから避けるという原則がある一方，「良薬は口に苦し」ということわざもある。苦いものも濃度依存性に薬効から毒物に移行する。

　野生の動物もそれを知っているのか，例えば，体調が悪くなったチンパンジーは，非常に苦い植物の葉を食べることが知られている。葉に含まれるポリフェノールなどの抗酸化作用が効くのかもしれない。動物の薬草の知識は，生活の知恵として受け継がれてきたと考えられる。一方，ラットの実験で，重金属イオンを慢性的に投与すると，徐々に苦み溶液（キニーネ）や酸味溶液（塩酸）への嗜好性が高まり，投与を中止するとその嗜好性も低下することが報告されている[5]。正確なメカニズムは不明であるが，健康状態に依存して，まずくて避けるものが好ましくなるしくみが本能的に内在している可能性がある。

3．おいしさと健康

　ある自治体が百歳以上のお年寄りを対象に，長生きの秘訣の調査を行った。一番多かった答えは「好き嫌いなく何でも食べる」ことで，第4位は「食事は腹八分目にする」であった。おいしくても食べ過ぎはせず，もっと欲しいと思

うところで止めることが長生きのためには重要なようである。ちなみに，第2位は「何事にもくよくよしない」，第3位は「働くなどよく体を動かす」であった。「好き嫌いなく何でも食べる」という表現の中には，多様な食べ物を摂取することによりバランスよく栄養が補給できるという意味以外に，「何でもおいしく食べることができる」という意味も込められていると思う。しかし，おいしくても食べすぎないように注意する必要がある。

加齢や病的な状況で味覚や嗅覚の感受性が低下し，食べ物がおいしくないと訴える人がいるのも事実である。対策としては，この低下した味とにおいの機能を補って，おいしく食べることを考える必要がある。おいしくするには，食べ物のにおいや味を強めることである。食品そのもののにおい成分を添加したり，グルタミン酸ナトリウムを添加するのがよいとされている[6]。

おいしく食べることの効能をまとめてみよう（図14-4）。

① 免疫機能の向上：血液中の総タンパク質量が増え，白血球が増え，唾液中のイムノグロブリンが増え，総合的に判断して体の免疫機能が向上する。逆に，まずい食べ物の摂取時には，コルチコステロン値が上昇する。コルチコステロンはストレスにより分泌されることが知られており，まずい食べ物を摂取するときはストレス状態になっていることを示唆している。

② QOL（生活の質）の向上：食欲不振の改善，おいしく食べられる，食事が楽しくなる，昔の楽しかった思い出がよみがえるなどが挙げられる。

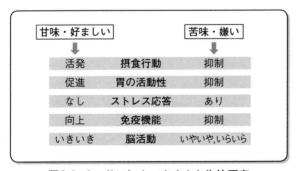

図14-4　おいしさ・まずさと生体反応

③体の機能の向上：心身ともに元気が出る，視力がよくなる，唾液分泌が促進されるといった報告がなされている[6]。

このように，おいしく味わって食べることは，自律神経活動のバランスや脳内物質の活性化を促し，その結果，生理機能の健全な維持につながる。栄養面のことは基本的に重要であるが，日々を元気に過ごすには，おいしいものをおいしく食べること，しかし食べ過ぎないように心がけることが肝要である。

4. 現代人と軟食

(1) 咀嚼力の低下と疾患

第2章で述べたように，よく噛むことは健康のために重要である。しかし，現代っ子はオムレツ，カレーライス，スパゲッティ，ハンバーグなど軟らかい食べ物を好み，おやつにもスナック菓子を甘い清涼飲料水で飲み込むといった，あまり噛む必要のない食生活を送っている。現代人の軟食による咀嚼力の低下は，歯列不整，う歯（虫歯），歯周病や顎関節症等の歯科疾患だけではなく，生活習慣病にも密接に関係している。

この噛まない，噛めない現代人となった最大の原因は，グルメな軟食にある。おいしさからの食べすぎによる肥満は，生活習慣病に結びつくのである。スナック菓子や清涼飲料には，脂肪，食塩，糖質が多量に含まれている。これらの摂取が過剰になると，コレステロール血症や高血圧症の心配も出てくるし，肝心の食事もおろそかになる。

(2) 噛めない子，噛まない子の増加

軟食ばかりで育った人は，噛む力も回数も少なく，硬い食べ物をうまく噛めない可能性がある。事実，幼稚園児や小学生に，噛めない子，噛まない子が増えているといわれている。離乳が終わっている2〜3歳児ですでに，「硬いものが噛めない」「口にためたままなかなか飲み込まない」「口にためたままチュウチュウ吸う」「よく噛まずに丸飲みする」など，うまく噛めない子が20〜40％もいることが，平成7年度乳幼児栄養調査から明らかになっている[7]。

離乳は，舌でおっぱいを搾り出す「舌のみ」，口を閉じることができるようになる「口唇食べ」，舌で食物をつぶせる「舌食べ」，舌でつぶせない硬さのものを歯ぐきでつぶせる「歯ぐき食べ」の各時期を通過するとされている[8]。赤ちゃんの発達時期に合わせて本来は食べ物を選ばないといけないのに，まだよく噛めないうちに大人に近い硬いものを食べさせてしまうから丸飲みしたり，口に入れたままの状態になったりすると指摘する人もいる。

　幼児期にうまく噛めない子は，小学生になると，必然的に軟食傾向になり，噛めない状態が続く。歯科関係の大学にはこういった上手に噛めない，食べられない子ども達のリハビリテーションの専門科がある。大人になって何でもおいしく噛んで食べるためには，発育期からの食習慣がきわめて重要である。

引用文献

1) 冨田　寛：味覚障害の全貌．診断と治療社，2011, pp.192-193, 100-162.
2) Tabuchi E, Ono T, Nishijo H, *et al.*: Amino acid and NaCl appetite, and LHA neuron responses of lysine-deficient rat. *Physiol Behav*, 1991; **49**; 951-964.
3) 近藤隆史，田淵英一，小野武年ほか：リジン欠乏ラットのリジン選択摂取行動学習における味神経摂取の役割．日本味と匂誌，2001；**1**；300-303.
4) Contreras, RJ, Frank M: Sodium deprivation alters neural responses to gustatory stimuli. *J Gen Physiol*, 1979; **73**; 569-594.
5) Yamamoto T, Kosugi T, Kawamura Y: Taste preference and taste nerve responses of rats under copper toxicosis. *Physiol Behav*, 1978; **9**; 799-807.
6) Schiffman SS, Graham BG: Taste and smell perception affect appetite and immunity in the elderly. *Eur J Clin Nut*, 2000; **54**: S54-S63.
7) 水野清子，染谷理絵，竹内恵子ほか：幼児期における咀しゃくに関する研究．日本子ども家庭総合研究所紀要，1999；**35**；209-214.
8) 向井美恵：食べ方の発達．外来小児科，2008；**11**；156-162.

コラム　早食いはなぜ太る？

　早食いの人の食べ方を観察すると，せかせかと口を速く動かしていますが，噛む回数が少なく，すぐに飲み込んでいます。飲み込むとまたすぐに口に入れ，しかも，一口量（1回に口に入れる量）も多い傾向にあります。このような食べ方をする人には肥満タイプの人が多いようです。早食いが肥満に結びつくのは，十分に咀嚼することなく食べ物を嚥下するために，腸管からの糖吸収が遅れ，満腹中枢が刺激される前に食べすぎてしまうからという説明が一般的です。スピードを出しすぎた車の運転手が赤信号に気づいてブレーキをかけたが，止まったときには，停止線を越えてしまったというような説明です。

　ところが，摂食量を同じにしても，早食いの方が肥満傾向にあるという報告もあります。このことは，摂食量のみならず，摂食パターン（早食い，ゆっくり食べ，分割食べなど）がエネルギー代謝に影響を与えることを示しています。

　ゆっくり味わいつつ楽しみながら食べるときと，強い空腹感のもとで急いでエネルギーを補給するかのごとく一気に食べるときとでは，体の状態がかなり異なります。早食いのときは，脳内にドーパミンやオレキシンが活発に分泌されて，体は貪欲にエネルギーを取り込み，血糖値が急上昇し，速やかなインスリン分泌をひき起こし，中性脂肪へと移行させます。

　1日当たりの食べる量を一定にした，食べる回数と体重増加の関係について，朝・昼・晩と複数に分けて食べる場合に比べ，1回で一気に食べた場合が最も太ったという報告があります。例えば，仕事で忙しく，昼食から夕食までの時間が長く，夜帰宅して食事をするのが遅くなる場合，空腹のあまり一気食いをしがちです。早食いの場合と同じ理由で，積極的にエネルギーを取り込もうとする体のしくみにより，脂肪が蓄積され，肥満に結びつきます。

　夕食後すぐに寝てしまうと肥満に追いうちをかけます。夜は，副交感神経の活動が交感神経の活動より優位になります。副交感神経は消化機能を高め，エネルギーを取り込む働きがあるため，睡眠中に脂肪として蓄えてしまいます。

　1日3度の規則正しい食事，バランスのいい適量の食事が基本です。昼食と夕食の間が長い場合は，200kcalくらいの間食をとれば，夕食の食べすぎが抑えられます。また，よく噛むことは肥満を防ぎます。よく噛むとは，ゆっくり，ひと噛みひと噛みを確かめるように噛むということです。それには，ゆったりと落ち着いた雰囲気と，口に入れる量は適量にすることが前提です。

第15章 味覚の発達と老化

　感覚には2つの側面がある。視覚についていえば，健康診断などで検査する視力や色覚能といったその人の視覚の基本的な性能の側面と，絵画などを鑑賞するときの芸術観，解釈・評価能といった側面である。後者は，脳の働きからいえば単に視覚野を使うだけでなく，連合野の働きを含めたより高次の脳機能を伴い，経験や学習によって獲得していくものである。聴覚の機能についても同じように聴力から音楽鑑賞能まで幅が広い。

　味覚も基本的にはまったく同じである。「味力」という言葉はないが，その人の生まれつきの基本的な感覚能力（例えば，味覚閾値）の面と，種々の食物をおいしく味わい評価する能力の面である。「味覚の発達」という言葉の意味するところは，「食物を味わう能力の獲得」であって，生後間もなく備わる味覚の基本的感覚能が年とともに発達していくということではない。

1. 出生時の味覚能

　哺乳動物では，出生と同時に自らの口を介して栄養を補給する状態に切り替わる。新生児は，母親の乳首から母乳を吸って飲み込む吸啜運動とともに，味を感じる能力も生命維持に必須の機能として備えている。味覚系は胎生後期（8か月頃）から機能しはじめ，出生時にはすでにいろいろな味を識別できるのである。図15-1に示すように，出生時には，他の部位に先がけて軟口蓋に多数の味蕾が機能していて，哺乳に重要な役割を演じている。すなわち，軟口蓋味蕾は乳首から出てくる母乳の味を受容するのに都合のいい位置に分布しているので，早期の機能発現は合目的である。授乳期に口腔内の各部位の味蕾は急速に数を増し成熟する。軟口蓋味蕾に続いて，舌前方部の茸状乳頭の味蕾が発達成熟し，有郭乳頭や葉状乳頭の味蕾の発達成熟は遅れる[1]。

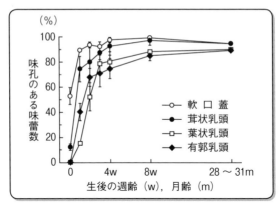

図15-1 舌乳頭と軟口蓋における味孔の開いている（機能している）味蕾数の割合と生後発達の関係（ラット）

出典）原田秀逸，金丸憲一：発育に伴う味蕾の分布および成熟と味覚感受性．日本味と匂誌，2004；11：53-60．

　味覚機能が生後どのように発達し，維持されるのかをヒトで調べるのは困難で，文献的にも見当たらない。ラットの味神経（舌前方部の味覚情報を伝える鼓索神経）の応答を調べると，食塩に対する応答は1〜5週齢にかけて成長に伴って増加すること，糖応答は3〜4週齢まで増加してその後減少すること，酸味や苦味刺激に対する応答は変化がないことなどが示されている。しかし，鼓索神経以外の味神経の応答や他の動物などについては，まだ不明のところが多い。いずれにしても，出生直後から授乳期間中に味覚器の形態と機能は完成し，離乳時には十分に種々の食べ物を味わえる能力が備わっているものと考えられる。

2．成長後の味覚発達

（1）狭義の味覚

　狭義の味覚とは，本章の序論で述べた味を感じる基本的な能力，その人の有する味覚の感度（味覚感受性）のことである。第5章で述べたように，5基本味に対するヒトの味覚感受性を調べると，腐敗物の信号とされる酸味や毒物の信号である苦味は体が避けるべき味であるから，低い濃度で検知する必要があ

るのに対し、タンパク質の信号であるうま味、ミネラルの信号である塩味、糖類などエネルギー源の信号である甘味などは、より高濃度で感じることが知られている。どの味も濃度の上昇とともにその味の強さは増大する。ショ糖（スクロース）、食塩、グルタミン酸ナトリウム、イノシン酸ナトリウムに対する検知閾を日本人とアメリカ人大学生で比べると有意差は認められず、男女差も認められなかったこと[2]から、基本味に対する味覚感受性には、人種差や性差はほとんどないと考えられる。

年齢横断的に味覚感受性を調べた研究については、本章の「5．味覚の老化」の項で述べるが、筆者らの行った研究によると、6歳までの幼児や幼稚園児は甘味や苦味に感受性が高いが、その後は各年齢層でほとんど感受性の差はなくなり、60歳以上になると、塩味に対する感度が悪くなる傾向にあった。

(2) 広義の味覚

広義の味覚とは、ショ糖溶液、塩水、酢などを味わったときの狭義の味覚の感度ではなく、複雑な味の食品や食物に対する味の評価や嗜好性の発現のことである。このときは、味のみならずテクスチャーやにおいの評価も同時に行っている。

幼児期の食経験は味覚を発達させるといわれるが、口の中の味細胞が受け取る能力がよくなるのではなく、脳での識別能力、判断力がよくなるということである。これは、脳の発達が基本的に完成する3～6歳の間の食経験に大きく依存する。そして、もっと年をとって経験を積み、文字どおり「酸いも甘いも噛み分けた」あとには、「食通」といわれる域に到達する人もいる。

3．食べ物に対する嗜好性の発現

(1) インプリンティング（刷り込み）

生後間もなく経験したことが、成長後の生理機能や行動に永続的な影響を及ぼすことをインプリンティングという。味覚機能に及ぼす初期経験の影響は、研究者間で結果の相違がある。哺乳期のラットにショ糖や食塩を経験させ、離

乳後にこれらの溶液に対して嗜好性が増すという報告，影響を受けないという報告がある。哺乳とは別の人工的な操作で溶液を与えると，インプリンティングは確実には獲得できないようである。

一方，母親の食経験が胎盤を介して胎児に影響を及ぼしたり，生後は母乳を介して乳児に影響を及ぼす事例はいくつか報告されている。高ショ糖食を与えた母ラットから生まれた子どもは高ショ糖食を，また高グルコース食を与えた母ラットから生まれた子どもは高グルコース食をより好むようになる[3]。ヒトの研究からは，母親の摂取する食べ物のにおいが，胎児のときは胎盤や羊水を介して影響し，出生後には母乳を介して作用し，新生児はそのようなにおいを長期間にわたり嗜好するようになるという報告がある[4]。

（2）離乳期・幼児期前期

離乳期から幼児期前期にかけては毎日が新しい味の発見である。多様な食材，食べ物を初めて経験し，先に述べた味覚行動，味覚学習を身につけていく。その中から，これはおいしいもの・まずいもの，これは食べていいもの・悪いものといった格付けをし，自分に合った食べ物のレパートリーが決まっていく（第13章も参照）。

母親が愛情を込めて離乳食をつくり，赤ちゃんに食べさせるとき，注意すべきことがある。赤ちゃんにとって初めての食べ物を与える場合，赤ちゃんはけげんな顔をしたり，警戒したりして食べるのを拒むことがあるのを知っておくことである。これは，すでに述べたように新奇恐怖といわれる本能的な警戒行動である。ピーマンやニンジンなど，くせのある食べ物のときに特に警戒行動が表れる。対策としては，おいしく食べさせる調理技術が必要であり，少量ずつ繰り返し根気強く食べさせるなどの心がけも大切である。赤ちゃんがいやがっているときには，せっかくつくったのだからとか，忙しくて時間がないからという理由で無理に食べさせないことが大切である。

忙しい母親は，子どもがいやがると，うちの子はこれは嫌いだと決めつけ，好きなものだけを与えがちである。また，親の嫌いなものは食卓に上がらな

い。好き嫌いは遺伝的なものではなく，親が決めてしまう場合も多い。いろいろな味の食べ物を幅広く経験させることが重要である。楽しい雰囲気で食べること，苦手なものを自主的に食べたときにはほめることも大切である。

（3）幼児期後期・学童期

　食べ物の好き嫌いをなくしたいと思うあまり，いやがる食べ物を強制的に食べさせようとしたり，食べない子に罰を与えたりする親がいる。しかし，このような方法はたいてい失敗する。親の不機嫌や怒りをストレスと感じ，この不快感とその食べ物とを結びつけて脳に記憶してしまうからである。皮肉なことに，親の思いとは逆のことが起こってしまうのである。第13章で述べたように，上手に食べさせる工夫が必要である。

　近年，青少年の食の乱れ，偏った食事などが問題になっているが，これは味覚機能の異常に起因するものではない。学童期までの食経験の未熟さに加えて，おいしさを肉や油，強い香辛料などに依存する傾向にある外食産業の影響で，このような食べ物の魔力のとりこになり，「やみつき」になってしまったことが原因だと思われる。予防対策の1つは，離乳期・幼児期から多様な食べ物の味を好ましいものとしてしっかり刷り込んでおき，食べ物本来のおいしさのわかる能力を獲得させておくことである。

　味覚嫌悪学習や味覚嗜好学習を獲得したあと，学習した食物の味に対して脳細胞は長期的に大きな活動を示すことが知られている[5]。このことは，おいしさのレパートリーを広げるためには，数多くの食べ物を積極的に食し，脳細胞に銘記させておく必要を意味している。また，ラットの大脳皮質味覚野にふだん食べ慣れている固型飼料の味によく応じる脳細胞が出現したり，スイカが好きになったサルの脳にスイカの味によく応じる細胞が出現してくるといったように，食べ物の味と嗜好性を学習することにより，各種の食べ物に対して大きく活動する脳細胞が出現するようになる。食経験が豊かになればなるほど活発に活動する脳細胞が増えるということは，それだけおいしさを評価する能力が高まることを意味する。

(4) まとめ：健全な食行動の形成

　味を感じる基本的な能力は生後すぐに発現し，健康であれば一生を通じてほぼ変わらずその機能は維持される。味覚は食べることに必須の感覚であるから，生きて食べられる間は常に働くようなしくみになっていることを意味している。「味覚が発達する」という意味は，味の基本的性能が年とともに発達するのではなく，食べ物に対する繊細な味わい方や嗜好性獲得の発達のことであり，脳機能に依存する要素が大きい。

　草食動物，肉食動物のように食べ物の種類が狭く限られていて，選り好みする余地がほとんどない食事では考える必要はないが，調理技術をもち，自らの手で多様な食べ物を豊富につくることのできる人間の場合は，何を，誰と，いつ，どこで，どのように食べるかが問題となる。「三つ子の魂百まで」，「鉄は熱いうちに打て」，「初めが肝心」，「初め良ければ終わり良し」といったことは，すべて健全な食行動の初期形成の場合にも当てはまる。生まれた土地の言語，風習などが物心ついたころにはすでに身についているように，食習慣，食文化も早い時期に獲得され，長く持続する。

4．味覚形成と脳の発達

　脳は「古い脳」と「新しい脳」に分けられる。新しい脳は，ヒトでよく発達している大脳皮質のことで，高次の認知機能に関わる場所をいう。古い脳とは大脳辺縁系のことで，喜怒哀楽の感情とその記憶，それに伴う行動発現，すなわち，快の情動と不快な情動の発現およびその記憶に関わるところである。

(1) 食べ物や食事の記憶と脳の発達

　ヒトの脳は3歳頃までは古い脳の働きが主導的であるため，幼児期までは喜怒哀楽の情動に従った生活を送る。味とにおいは生後すぐに働く原始的感覚であるから，古い脳を使っているのである。

　3歳を過ぎると新しい脳が十分発達し機能するので，そこに思い出として語ることのできる記憶が長期に保存されるようになる。ただし，3歳頃までの幼

児期には，何を食べ，それがどういうにおいや味がしたのかということは思い出として永続的には残らないが，繰り返し食べた食物の味やにおいとそのときの情動は，一体となって無意識のうちに古い脳に保持されているのである。3歳以降にそれは大脳皮質に移され，長期に保存されるようになる。例えば，みそ汁やだし味を使った日本食本来の食べ物を経験し，快情動として古い脳にインプットさせておくと，ご飯のにおい，カツオ節の香り，みそ汁のにおい，台所から聞こえてくるネギを刻む音などと，食事の場面，家族団欒の楽しさなどを結びつけた記憶として残り，大人になっても懐かしく思い出されるのである。

（２）味覚学習と脳の発達

　離乳時にいろいろな食べ物を与える場面をみると，すでにかなりの好き嫌いを示す子どもがいる。口の感覚はかなり敏感であるから，味覚とともに触覚（テクスチャー）や温度覚も食行動に大きな影響をもつ。においに対して嫌悪感を誘発することも考えられる。この時期，高次脳の発達は未熟であるから，脳幹部での反射か海馬，扁桃体，帯状回など発生学的に古い脳の働きで受け入れ

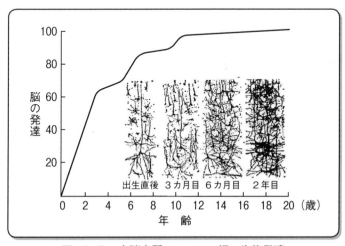

図15-2　大脳皮質ニューロン網の生後発達

出典）時実利彦：脳と保育．雷鳥社，1974, p.64.

るか拒否するかの行動を示しているのである。

　図15-2に示すように，成長とともに新しい脳である大脳皮質の細胞の樹状突起は発達し，細胞間の情報伝達は密に混み入ってくる。脳細胞の数は生まれたときすでに決まっていて，増えることはないとされている。増えるのは細胞間の連絡である。この回路網は形態学的にはハードウェアであるが，機能の発達はソフトウェアとして発達とともに組み込まれていく。この可塑的な変化の起こりやすいときにいろいろな食べ物の味を学習させ，おいしいものとしてインプットできればいいが，偏った発達状態になるとその後の矯正が大変である。乳幼児期の食体験がその後の食行動に決定的な影響を与える。しかも，その効果は味細胞や味蕾ではなく，大脳皮質連合野の細胞に組み込まれるのである。

5．味覚の老化

　健康であっても加齢とともに生理機能が低下する傾向にあることは避けられない。感覚の中でも味覚は衰えにくい感覚の1つとされているが，味を感じる能力（味覚感受性）が年をとるにつれてどのように変化するのかを知っておくことは，味覚生理学的にも，日常の食生活においても重要である。

（1）嗜好性の変化と味覚感受性の低下

　加齢とともに，甘いもの，脂っこいものを欲しいと思わなくなった，若い頃は避けていた苦いもの，辛いものが食べられるようになったなど，「味の好みが年とともに変わる」場合もある。このような嗜好性の変化は，食経験を繰り返したことによる学習効果，身体の代謝機能の変化，心因的な影響，歯・唾液分泌・咀嚼・嚥下などの口の機能の低下，他の感覚の機能低下の影響など，種々の原因と結びついている可能性があり，味覚の老化だけでは説明できない複雑性を有している。例えば，嗅覚能は60歳を過ぎると大きく低下するという報告[6]があることから，食べ物がおいしくないと訴える高齢者については，味覚より嗅覚の低下が原因で，おいしく味わえない可能性がある。

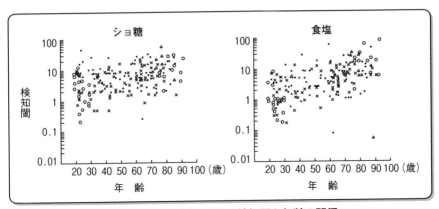

図15-3 ショ糖と食塩の検知閾と年齢の関係

出典) Bartoshuk LM, Rifkin B, Marks LE, et al.: Taste and aging. *J Gerontol*, 1986; **41**; 51-57.
Weiffenbach JM, Baum BJ, Burghauser R.: Taste thresholds: quality specific variation with human aging. *J Gerontol*, 1982: **37**; 372-377.

　味覚感受性の経年的変化に関してまず考えられることは，味細胞や味蕾の数についてである。1935年のAreyらの報告によると，ヒトの味蕾数は平均値でみれば加齢とともに減少の傾向にあるが，個人差が大きいために統計的に有意の差は認められない[7]。味覚感受性に関しては，測定法の違いもあり，研究者間で一致しない。Bartoshukら[8]は，4基本味（うま味では検査していない）に対する味覚感受性に大きな変化はないとしている。Weiffenbachら[9]は，ショ糖やクエン酸の検知閾は加齢によって変化しないが，食塩では年齢とともに上昇し，キニーネに対する閾値もやや上昇すると報告している（図15-3）。Mojetら[10]は，60〜75歳の高齢者は，5基本味全般に対する感受性が19〜33歳の若年者に比べて低下の傾向にあると報告している。しかし，味覚感受性の低下は嗅覚機能低下ほどには深刻なものではないと思われる。味蕾細胞が一定の周期で常に新しい細胞に置き替わることがその理由の1つと考えられる。

(2) 動物での研究

　動物（ラットやマウス）について，研究者間でやや結果は異なるものの，食塩，ショ糖，キニーネ，うま味物質のいずれかの刺激に対して加齢とともに感

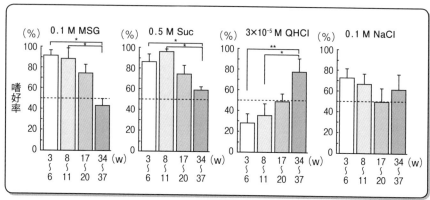

図15-4　3～6, 8～11, 17～20, 34～37の各週齢ラットにおける嗜好率
（平均値±SE）

高齢になるにつれ, ショ糖（Suc）, グルタミン酸ナトリウム（MSG）の嗜好性は低下するが, キニーネ（QHCl）の嗜好性は上昇する。
$*p<0.05$, $**p<0.01$
出典）乾千珠子, 上田甲寅, 山本　隆ほか：加齢による味覚嗜好性の変化. 日本味と匂誌, 2011；18；319-322.

受性が低下するが, 酸味刺激には影響を及ぼさないとされている。しかし, 動物では, 味覚感受性を水と溶液との間の2ビン選択法を用いて調べるため, 味覚嗜好性との区別がつきにくいという欠点がある。

　高齢マウス[11]では味蕾の大きさが小さく, 味蕾内の細胞数も減少するとの報告もあるが, ラット[12]やサル[13]の味蕾数や味神経応答は加齢によってほとんど変化しないという報告から考えれば, 味覚の末梢受容機構は加齢によってもほとんど変化せず, むしろ脳内情報処理過程に加齢の影響が及び, 嗜好性の変化として現れる可能性がある。これに関して, 乾ら[14,15]は, ラットは高齢になるとショ糖やグルタミン酸ナトリウムに対する嗜好性が低下し, 本来摂取を忌避するキニーネに対しては嗜好性が上昇することを示している（図15-4）。さらに, 彼女らは高齢ラットの味神経応答は若年ラットの応答と変わらないが, 脳細胞の応答性には差があることを示し, 加齢による嗜好性変化は脳機能の変化による可能性を示唆している。

引用文献

1) 原田秀逸,金丸憲一:発育に伴う味蕾の分布および成熟と味覚感受性. 日本味と匂誌, 2004;**11**:53-60.
2) Yamaguchi S: Basic properties of umami and effects on humans. *Physiol Behav*, 1991;**49**;833-841.
3) Marlin NA: Early exposure to sugars influences the sugar preference of the adult rat. *Physiol Behav*, 1983;**31**;619-623.
4) Mannella JA, Lukasewycz LD, Beauchamp GK: The timing and duration of a sensitive period in human flavor learning: a randomized trial. *Am J Clin Nutr*, 2011;**93**;1019-1024.
5) Yamamoto T, Matsuo T, Kiyomitsu Y, *et al.*: Taste responses of cortical neurons in freely ingesting rats. *J Neurophysiol*, 1989;**61**;1244-1258.
6) Doty RL, Shaman P, Applebaum SL, *et al.*: Smell identification ability: changes with age. *Science*, 1984;**226**;1441-1443.
7) 山本 隆:脳と味覚. 共立出版, 1996, pp.196-202.
8) Bartoshuk LM, Rifkin B, Marks LE, *et al.*: Taste and aging. *J Gerontol*, 1986;**41**;51-57.
9) Weiffenbach JM, Baum BJ, Burghauser R: Taste thresholds: quality specific variation with human aging. *J Gerontol*, 1982;**37**;372-377.
10) Mojet J, Christ-Hazelhof E, Heidema J: Taste perception with age: Generic or specific losses in threshold sensitivity to the five basic tastes? *Chem Senses*, 2001;**26**;845-860.
11) Shin HJ, Cong WN, Cai H: Age-related changes in mouse taste bud morphology, hormone expression, and taste responsivity. *J Gerontol A Biol Sci Med Sci*, 2012;**67A**;336-344.
12) Mistretta CM, Baum BJ: Quantitative study of taste buds in fungiform and circumvallate papillae of young and aged rats. *J Anat*, 1984;**138**;323-332.
13) Bradley RM, Stedman HM, Mistretta CM: Age does not affect numbers of taste buds and papillae in adult rhesus monkeys. *Anat Rec*, 1985;**212**;246-249.
14) 乾千珠子:加齢に伴う味覚嗜好性の変化. 日本味と匂誌, 2016;**23**;11-17.
15) 乾千珠子,上田甲寅,山本 隆ほか:加齢による味覚嗜好性の変化. 日本味と匂誌, 2011;**18**;319-322.

索 引

欧文

PROP	48
PTC	48
super-taster	49
T1R受容体ファミリー	35
T2R受容体ファミリー	36
TRPA1	97
TRPM8	96
TRPV1	40, 41, 42, 94
β-エンドルフィン	95, 125

あ 行

亜鉛欠乏	146
アクロスニューロンパターン説	105
アナンダマイド	125
油（脂）の味	41
アミノ酸欠乏	147
アミロライド	36, 59
アリルイソチオシアネート	96
アルコールの味	40
閾値の測定	54
池田菊苗	81
イノシン酸（IMP）	83
インプリンティング	157
う蝕	28
ウニの味	71
うま味	33
——と旨味	82
——の発見	81
永久歯	10
塩味	33
おいしさに関わる脳部位	122
オルソネーザル	115
オレキシン	127
温度感受性TRPチャネル	92
温度感受性受容体	92
温度の影響	45

か 行

開口反射	17
界面活性剤	63
下顎張反射	16
顎反射	15
カツオ節	79
顎下腺	22
カニの味	71
カプサイシン	94
カプシエイト	95
辛み	39
カルシウム感受性受容体	89
加齢	162, 163, 164
感覚特異性満腹	5, 109
眼窩前頭皮質	100, 109
甘味	32
甘味物質	55
基本味	32
ギムネマ酸	56
嗅覚	112
嗅細胞	112
嫌いな食べ物	139
グアニル酸（GMP）	83
空腹感	1
苦味	33
グルタミン酸ナトリウム（MSG）	82
グルマリン	57
グレープフルーツの香り	115
桂花の香り	115
検知閾	43
香辛料	91
コクの受容体	89
コクの表現	87
コクを出す物質	88
昆布	79

さ 行

細胞内情報伝達系	37
酸味	33
視覚	111
耳下腺	22
歯垢	29
嗜好性転換	135
嗜好性の変化	162
歯根膜	12
歯根膜閉口筋反射	17
視床下部	124
舌	15
——の味覚地図	38, 46
渋み	39, 41
遮蔽効果	69
順応	67
条件づけ味覚嫌悪	134
情動	118
上皮性ナトリウムチャネル	36
食塩欠乏	147
食塩欲求	148
食塊	18
新奇恐怖	9, 132
好きな食べ物	139
ストロジン	64
スパイス	91
刷り込み	157
舌下腺	22
摂食促進ペプチド	4
摂食中枢	2
摂食抑制ペプチド	4
増強効果	68
相殺効果	69
相乗効果	69, 84
咀嚼	10
咀嚼回数	20
咀嚼筋	15
咀嚼能率	20

索　引　167

た 行

第1次味覚野	100
第2次味覚野	100
大脳皮質味覚野	100, 108, 122
大脳辺縁系	123
対比効果	68
唾液腺	22
唾液分泌中枢	26
だし（出汁）	79
脱負荷反射	16
食べず嫌い	141
炭酸飲料	39
聴覚	111
朝鮮あざみ	64
超味覚者	49
テンポラルパターン節	105
トウガラシ	94
糖定常説	3

な 行

軟食	152
乳歯	10
認知閾	43
ネオクリン	62
脳内イメージ	117
脳の発達	161

は 行

歯	10
風味	116
フェヒナーの法則	44
プラーク	29
プルースト効果	114
フレーバー学習	136
フレーバー嫌悪学習	137
フレーバー嗜好学習	138
閉口反射	17
別腹	130
ベンゾジアゼピン誘導体	125
扁桃体	101, 124
報酬系	124
飽満感	1
干しシイタケ	79
ホタテガイの味	71

ま 行

マスキング	69
満腹感	1, 5
満腹中枢	2
味覚	
――による反射	102
――の二重性説	45
――の発達	155
――の老化	162
味覚感受性	
――の種差	51
――の男女差	50
――の低下	162
味覚嫌悪学習	134
味覚嗜好学習	133
味覚修飾物質	55
味覚受容体	35
味覚障害	
――の原因	146
――の検査	145
――の種類	145
味覚センサ	74
味覚-唾液反射	24
味覚伝導路	99
味細胞	34
味質応答局在性	106
ミュータンス菌	29
味蕾	33
ミラクリン	60
ミラクルフルーツ	60
メントール	96

や 行

やみつき	121, 128
抑制効果	69

ら 行

ラクチゾール	58
ラベルドライン説	104
レトロネーザル	115

わ 行

ワサビ	96
和食	79

〔著者紹介〕

山本　隆（やまもと　たかし）

畿央大学健康科学部教授，大阪大学名誉教授，歯学博士。1968年大阪大学歯学部卒業。同大学院歯学研究科博士課程修了。同歯学部助教授，同人間科学部教授を経て，畿央大学教授，畿央大学健康科学研究所所長。専門は味覚と食行動の神経科学。日本味と匂学会元会長，NPO法人うま味インフォメーションセンター理事長。安藤百福賞，日本味と匂学会賞，杉田玄白賞 受賞。主な著書に『おいしいとなぜ食べすぎるのか』(PHP新書)，『ヒトは脳から太る』(青春新書)，共著に『食と味覚』(建帛社) など。

楽しく学べる 味覚生理学
―味覚と食行動のサイエンス―

2017年（平成29年）4月10日　初版発行
2023年（令和5年）4月15日　第3刷発行

著　者　山　本　　　隆
発行者　筑　紫　和　男
発行所　株式会社 建 帛 社　KENPAKUSHA

112-0011 東京都文京区千石4丁目2番15号
TEL (03) 3944-2611
FAX (03) 3946-4377
https://www.kenpakusha.co.jp/

ISBN 978-4-7679-6188-0　C3047　　　　萩原印刷／田部井手帳
©山本 隆, 2017.　　　　　　　　　　　　 Printed in Japan
(定価はカバーに表示してあります)

本書の複製権・翻訳権・上映権・公衆送信権等は株式会社建帛社が保有します。
JCOPY〈出版者著作権管理機構　委託出版物〉
本書の無断複製は著作権法上での例外を除き禁じられています。複製される場合は，そのつど事前に，出版者著作権管理機構（TEL03-5244-5088, FAX03-5244-5089, e-mail：info@jcopy.or.jp）の許諾を得て下さい。